"十二五"国家科技支撑计划项目（NO. 2012BAJ18B05）

中西医防治
肿瘤放化疗不良反应

主　编　贾立群

U0308879

中国中医药出版社
·北　京·

图书在版编目（CIP）数据

中西医防治肿瘤放化疗不良反应/贾立群主编. —北京：中国中医药出版社，2015.6（2021.3重印）

ISBN 978 - 7 - 5132 - 2518 - 2

Ⅰ.①中… Ⅱ.①贾… Ⅲ.①肿瘤 - 放射疗法 - 放射损伤 - 中西医结合疗法 ②肿瘤 - 药物疗法 - 药物副作用 - 中西医结合疗法 Ⅳ.①R730.5

中国版本图书馆 CIP 数据核字（2015）第 105198 号

中国中医药出版社出版

北京经济技术开发区科创十三街31号院二区8号楼

邮政编码 100176

传真 010 64405721

河北新华第二印刷有限责任公司印刷

各地新华书店经销

＊

开本 880×1230 1/32 印张 7 字数 166 千字

2015 年 6 月第 1 版 2021 年 3 月第 3 次印刷

书 号 ISBN 978 - 7 - 5132 - 2518 - 2

＊

定价 25.00 元

网址 www.cptcm.com

《中西医防治肿瘤放化疗不良反应》
编 委 会

主　　编　贾立群

副主编　马　莉　李　园　刘　猛

编　　者　(按姓氏笔画排序)

万冬桂　邓　博　田　鑫　朱世杰　刘　青

孙　红　苏　鑫　李　学　李利亚　吴非泽

郑　磊　侯　丽　娄彦妮　崔慧娟　蒋太生

程志强　谭煌英

主　　审　李佩文

编写说明

　　随着医学的发展，疾病治疗手段的丰富，肿瘤治疗带来的不良反应已成为临床医生关注的重要问题。特别是近十年来，随着新的化疗药物和靶向药物在临床的广泛应用，一些肿瘤治疗导致的难治性不良反应，如化疗药物致周围神经毒性、手足综合征、肠道毒性、皮肤毒性等，困扰着国内外肿瘤专家。近年来临床研究证实，中医药在恶性肿瘤综合治疗中发挥着重要作用，其中，中医药防治放化疗不良反应是临床肿瘤治疗中最有优势的治疗方法，也是中西医肿瘤专家所共识的中医治疗肿瘤特色之一，使广大肿瘤患者受益匪浅。为此，我科近三十年来，在张代钊教授、李佩文教授的引领下，长期致力于中医药防治肿瘤放化疗不良反应研究，取得了卓越的成果。近几年，我们针对肿瘤临床新发的放化疗不良反应加大了临床和实验研究。2010年，我科研制的中药 LC09 治疗肿瘤化疗引起的手足综合征的临床研究报告，在美国 ASCO 发表，引起了肿瘤医学界的关注。美国耶鲁大学药理学教授、台湾中央研究院院士郑永齐教授有关中药经方黄芩汤提取物 PHY906 防治伊立替康所致肠道损伤的研究报告在 Science Translational Medicine 期刊发表，受到国内外肿瘤专家的高度关注。这一切都证

1

实了中医药在防治肿瘤放化疗及靶向药物不良反应等研究方面，具有独特的作用和特点，显示了中医药在肿瘤综合治疗中的重要作用和地位。

2012 年，我们承担了"十二五"国家科技支撑计划项目"农村肿瘤筛查与防治关键技术集成与应用示范研究"（NO. 2012BAJ18B05），其中肿瘤放化疗不良反应的防治是重要的关键技术之一，同时也是广大基层肿瘤专科建设中所面临的重要问题。本课题集成的国内有关中医药防治肿瘤放化疗不良反应的重要成果，并经临床实践证实行之有效的方法，成为本课题研究推广的主要关键技术内容之一。我们在此基础上，将有关肿瘤放化疗不良反应防治的关键技术汇编成书，以便更大范围地在临床推广应用。

本书兼容了中西医防治肿瘤放化疗不良反应的技术，以内容新颖、临床实用性强、方便为特点，详细论述了肿瘤放化疗不良反应的病因病机、临床表现、中西医防治措施、护理要点等内容，特别是针对近年来新的化疗药物及靶向药物所致不良反应，详细介绍了中医药防治特色和方法，供临床医师参考，同时可供医学生临床实习参考。此外，本书尚可供患者及家属翻阅，有助于患者配合临床治疗。

由于日常诊疗工作繁忙，加之水平有限，特别是肿瘤治疗方法与技术更新发展迅速，书中难免存在错误和不当之处，恳请各位同道及读者提出宝贵意见，以便再版时修订提高。

中日友好医院　贾立群

2015 年 5 月

目　　录

第一章 化疗不良反应及防治对策

第一节 化疗不良反应概述

一、化疗不良反应的种类和评价

肿瘤化疗的不良反应多种多样，而且程度也各不相同。WHO曾制定了化疗不良反应程度的评价标准，我国学者根据国人体质的特点，作了适当修订。

1. 肿瘤化疗不良反应的种类

（1）骨髓抑制　白细胞减少（中性粒细胞减少）、贫血、血小板减少。

（2）消化道症状　恶心、呕吐、食欲不振、便秘、腹泻。

（3）黏膜损害　口腔炎、口腔溃疡、食管炎、出血性膀胱炎。

（4）肺毒性　弥漫性间质性肺炎、肺纤维化。

（5）心毒性　心肌损害、心电图异常、心律不齐、心功能不全。

（6）肝毒性

（7）肾毒性

（8）神经毒性　中枢神经障碍、末梢神经障碍。

（9）皮肤损害　角化、肥厚、色素沉着、皮疹、指趾甲异常。

（10）脱发

（11）过敏症状

（12）其他　性腺损害、第二原发癌、血栓性静脉炎、漏出性皮肤损害、高钙血症。

2. 肿瘤化疗不良反应的评价

NCI－CTC 毒性标准分级见表 1。

表 1　NCI－CTC 毒性标准分级

毒性	分级				
	0	1	2	3	4
白细胞计数 (10^9/L)	≥4.0	3.0~3.9	2.0~2.9	1.0~1.9	>1.0
血小板 (10^9/L)	正常	75.0~正常值	50.0~74.9	25.0~49.9	>25.0
血红蛋白 (g/dL)	正常	10.0~正常值	8.0~9.9	6.5~7.9	>6.5
粒细胞 (10^9/L)	≥2.0	1.5~1.9	1.0~1.4	0.5~0.9	>0.5
淋巴细胞 (10^9/L)	≥2.0	1.5~1.9	1.0~1.4	0.5~0.9	>0.5
出血（临床）	无	轻微，不需输血	肉眼可见，每次需输血 1~2 单位	大量，每次需输血 3~4 个单位	大量，每次输血 > 4 个单位
胃肠道感染	无	轻度	中度	严重	威胁生命
恶心	无	可进食，食量正常	食量明显下降，但可进食	不能进食	
呕吐	无	24 小时内 1 次	24 小时内 6~10 次	24 小时内 6~10 次	24 小时内超过 10 次，或需输液
腹泻	无	大便次数比治疗前每天增加 2~3 次	每天增加 4~6 次，或晚间大便，或轻度肠痉挛	每天增加 7~9 次大便，或难以控制，重度肠痉挛	超过 10 次大便，或血性腹泻，或需输液

续表

毒性	分级				
	0	1	2	3	4
口腔炎	无	无痛性溃疡，红斑，轻度口疼	红斑疼痛，水肿，溃疡，但可进食	红斑疼痛，水肿，溃疡，不能进食	需肠内或肠内支持治疗
胆红素	正常	-	<2.5×N*	(1.5~3.0)×N	>3.0×N
转氨酶（谷草转氨酶，谷丙转氨酶）	正常	≤2.5×N	(2.6~5.0)×N	(5.1~20.0)×N	>20.0×N
碱性磷酸酶或5′-核苷酸酶	正常	≤2.5×N	(2.6~5.0)×N	(5.1~20.0)×N	>20.0×N
肝脏临床表现	与治疗前无变化	-		浅昏迷	肝昏迷
肌酐	正常	<1.5×N	(1.5~3.0)×N	(3.1~6.0)×N	>6.0×N
蛋白质	无	+，或<3g/L	++~+++，或3~10g/L	++++，或>10g/L	肾病综合征
血尿	无	镜下血尿	肉眼可见，无血块	严重血尿+血块	-
脱发	无	轻度脱发	重度或完全脱发	全身体毛脱落	
肺	无异常	无症状但肺功能测定有异常	大量活动后呼吸困难	正常活动后呼吸困难	休息时呼吸困难

毒性	分级				
	0	1	2	3	4
心律失常	无	无症状，一过性失常，无需治疗	重复持续性失常，但不需治疗	需治疗	需监护，或血压下降，或室性心动过速，或室颤
心功能	正常	无症状，但排血量较正常时下降幅度小于20%	无症状，但排血量正常时下降幅度超过20%	轻度充血性心衰，需治疗	严重或顽固性充血性心衰
心肌缺血	无	无特异性T液低平	无症状，ST和T段改变，提示有心肌缺血	无梗死性心绞痛	急性心肌梗死
心包炎	无	无症状，有心包积液，不需治疗	心包炎（摩擦音、胸痛、心电图异常）	有症状，需引流	心包压塞，需紧急引流
高血压	无或无变化	无症状，一过性升高，增幅超过20mmHg，或原来正常，现超过150/100mmHg，不需要治疗	反复或持续性升高，增幅超过20mmHg，或原来正常，现超过150/100mmHg，需要治疗	需要治疗	高血压危象

续表

毒性	分级				
	0	1	2	3	4
低血压	无或无变化	血压降低，但不需一过性，包括治疗（直立性血压降低）	需输液或其他治疗，可不住院	需住院治疗，停药后48小时恢复正常	停药超过48小时后仍需住院治疗
周围神经	无或无变化	轻度感觉异常，腱反射减退	轻、中度感觉迟钝，中度感觉异常	重度感觉异常伴功能障碍	—
运动神经	无或无变化	自感行动能力下降，无客观指征	轻度行动能力下降，无明显功能障碍	行动能力下降伴功能障碍	瘫痪
神志	清醒	轻度嗜睡或频躁	中度嗜睡或频躁	重度嗜睡，频躁，意识模糊，方向感消失，幻觉	昏迷，中毒性精神病
小脑	正常	轻度共济失调，轮替运动障碍	震颤，辨距障碍，语言障碍	运动共济失调	脑萎缩
情绪	无变化	轻度焦虑或抑郁	中度焦虑或抑郁	重度焦虑或抑郁	自杀倾向
头痛	无	轻度	中度或一过性重度头痛	顽固性严重头痛	—
便秘	无	轻度	中度	重度	肠梗阻超过96小时

续表

毒性	分级				
	0	1	2	3	4
听力	无变化	无症状,听力轻度降低	耳鸣,听力减退,不需助听器	听力减退,但助听器可改善	不可逆性耳聋
视力	无变化	视力模糊	-	视力减退	失明
皮肤	无变化	无症状性散发性点,丘疹,红斑	散发性斑点,丘疹红斑伴瘙痒或其他症状	全身症状的斑点或疱状丘疹	脱落性皮炎或溃疡
过敏	无	药源性发热不超过38℃	荨麻疹,药源性发热不超过38℃,轻度支气管痉挛	血清病,支气管痉挛,需治疗	过敏反应
非感染性发热	无	37.1~38.0℃	38.1℃~40℃	高于40.0℃不到24小时	高于40.0℃超过24小时或高热伴血压下降
局部皮肤/软组织	无	疼痛	疼痛肿胀伴炎症或静脉炎	溃疡	需整形
体重减轻	<5.0%	5.0%~9.9%	10.0%~19.9%	≥20.0%	-
高血糖(mg/dL)	<116	116~160	161~250	251~500	>500或酮症酸中毒

续表

毒性	分级				
	0	1	2	3	4
低血糖 (mg/dL)	>64	55~64	40~54	30~39	<30
淀粉酶	正常	<1.5×N	(1.5~2.0) ×N	(2.1~5.0) ×N	>5.1×N
高血钙 (mg/dL)	<10.6	10.6~11.5	11.6~12.5	12.6~13.5	≥13.5
低血钙 (mg/dL)	>8.4	8.4~7.8	7.7~7.0	6.9~6.1	≤6.0
低血镁 (mg/dL)	>1.4	1.4~1.2	1.1~0.9	0.8~0.6	≤0.5
纤维蛋白原	正常	(0.99~0.75) ×N	(0.74~0.50) ×N	(0.49~0.25) ×N	≤0.24×N
前凝血酶时间	正常	(1.01~1.25) ×N	(1.26~1.50) ×N	(1.51~2.00) ×N	<2.00×N
部分凝血酶时间	正常	(1.01~1.66) ×N	(1.67~2.33) ×N	(2.34~3.00) ×N	>3.00×N

* N: 正常值。

二、不良反应产生机制

抗肿瘤药物不良反应的产生机制大致可分为以下两类：一是由药物的抗癌作用引发，与药物的抗癌作用直接或间接相关。另一类是与药物的抗癌作用无关，由药物的特有毒性所引发。但也有不少不良反应的产生机制尚不明了，很难作区分。

肿瘤细胞和正常细胞在生物学和生化方面至今尚未发现有什么本质的差异，仅仅存在量的差异。癌基因和抑癌基因曾被认为具有肿瘤细胞特异性，但随着研究的深入，这种假设也被推翻。化疗药不仅作用于肿瘤细胞，对正常细胞也存在不同程度的影响，这就是副作用的产生机制。因此，增加化疗药的用量，可以增强抗肿瘤效果，但副作用也会加大。

一般来说，容易受化疗药影响的正常细胞，其恢复的速度也快，特别是白细胞、血小板、消化道黏膜、毛囊、性腺（特别是精子生成）等易受到较大的影响。

三、不良反应产生时间

应用化疗药物后，不同时点的不良反应表现各异，具体如表2所示。

表2　化疗不良反应出现时间

时间	不良反应
给药当日	过敏反应、低血压、心动过速、心律不齐、眩晕、发热、血管痛、颌下腺痛、恶心呕吐（急性）
第2~3天	倦怠乏力、食欲不振、恶心呕吐
第7~14天	口舌生疮、腹泻、食欲不振、胃部不适
第14~28天	脏器损害（骨髓、内分泌腺、生殖器、心、肝、肾、胰腺）、膀胱炎、皮肤角化肥厚、色素沉着、脱发、神经症状、免疫功能下降
第2~6个月	肺纤维化
5~6年	第二原发癌

四、药物的相互作用

多种化疗药合用会产生相互作用，从而影响疗效和不良反应，一般来说，联合用药在增加疗效的同时，不良反应也增加，但也有些联合用药化疗方案以增强疗效和减轻不良反应为目的。佐木等将进展期大肠癌治疗分为 CPT－11 组和 CPT－11、5－FU 联合组，比较两组 CPT－11 和 SN－38（CPT－11 的代谢产物）的血药浓度曲线下面积（AUC），发现 CPT－11、5－FU 联合组 CPT－11 的 AUC 比 CPT－11 组明显升高，而 SN－38 的 AUC 明显降低，其原因可能是 5－FU 或其代谢产物抑制了催化 CPT－11 向 SN－38 转化羧酸酯酶的活性。但 Salze 在 1995 年的 ASCO 会议上报告说未能重复出上述结果。

5－FU 和抗病毒药 sorivudine 合用时，影响 5－FU 代谢的双氢嘧啶脱氢酶（dihydropyrimidine dehydrogenase，DPD）的活性受到抑制，5－FU 的血药浓度升高，副作用加大，此类相互作用将是今后研究的重要课题。已明确的具有相互作用的药物见表 3 所示。

表 3　影响化疗药效与副作用的相关药物

药物	增效	减效	副作用增加	副作用减少
苯巴比妥	CTX		CTX	
氯霉素		CTX		CTX
类固醇药物		CTX，MTX		CTX
两性霉素 B	BCNU，5－FU		BCNU	
维生素 A	BCNU，5－FU			
枸橼酸类		MTX		
水杨酸盐类	MTX			MTX

续表

药物	增效	减效	副作用增加	副作用减少
头孢菌素		MTX	MTX	
青霉素		MTX		
卡那霉素		MTX		
别嘌呤醇	6 – MP			6 – MP
消炎痛			MTX, 5 – FU	
洋地黄糖苷				ADM
乙醇			procarbazine	
利尿酸			DDP	
速尿			DDP	
磷霉素				DDP
氨基糖苷类			DDP, ADM	
aorivudine			5 – FU	

五、中医防治

化疗期间应用中药，可以防止消化道反应，保护骨髓造血功能，减少化疗药物对重要脏器的毒性，协助完成治疗。化疗间歇期应用中药，可改善体质，为下一个疗程做准备。化疗后长期服用中药同样可以提高远期生存率。

张代钊教授通过数十年来的临床实践已较完整地总结出行之有效的运用中医药防治癌症病人放化疗不良反应的证治规律。在中医经典书籍上虽然没有防治放化疗不良反应的证治记载，但是根据放化疗中出现的不良反应症状群，仍可按照中医理论辨证论治。癌症病人在化疗中随着化疗药在体内累积量的增加，其不良反应主要表现为气血损伤、脾胃失调及肝肾亏虚等证候群，而热毒及伤阴等症不如放疗毒副反应那样重，因此其主要治疗原则以扶正培本为主，即以补气养血、健脾和胃、滋补肝肾为主，出现炎症反应时（口腔溃疡、化疗药物引起的静脉炎等）可酌情加减。

第二节　血液毒性

几乎所有的抗肿瘤药物都具有血液毒性（如表4）。在应用联合化疗方案时，一定会发生血液毒性，只是不良反应程度有所差别。能否控制血液毒性是决定化疗是否顺利完成的重要因素之一。骨髓抑制程度与病人的营养状态、年龄、肿瘤的分期、有无骨髓转移、化疗史等密切相关。另外，骨髓抑制还受白细胞、红细胞、血小板平均寿命的影响。外周血中红细胞的寿命为120天，血小板的寿命为7天，而中性粒细胞的寿命仅为8个小时，贫血、出血可以通过输注红细胞、血小板控制，但防治中性粒细胞减少而导致的感染是重要研究课题。

表4　抗癌药物致骨髓抑制

药名	抑制强度*	抑制最低（天）	骨髓恢复（天）	备注**
CTX	Ⅱ、Ⅲ	8~15（L），10~15（T）	17~28	L，T，A，凝血酶↓
LFO	Ⅱ、Ⅲ	8~10	14~21	以L为主，可有T、A
BCNU	Ⅲ	28（T）	42	以T为主，可有L、A
CCNU	Ⅱ、Ⅲ	28（T），42（L）	35~42（T），49~56（L）	L，T，A
DTIC	Ⅲ	14~28	28~35	L，T，A
STZ	Ⅰ、Ⅱ	7~14	14~17	L，T，A
DDP	Ⅰ、Ⅱ	18~23	13~62	L，T，A
CBP	Ⅲ	14~28（L），14~21（T）	35~42	L，T，A

药名	抑制强度*	抑制最低（天）	骨髓恢复（天）	备注**
OXA	I、II			T、A 为主
5－FU	I、II	9～14（L），7～19（T）	30	L, T, A
HU	III	10	14	L 为主，也有 T、A
MTX	II、III	7～21（L），5～12（T）	15～29（L），15～29（T）	L, T, A
Ara－C	III	7～24（L），12～15（T）	30	L, T, A
GEM	I、II	8～15	14～17	L 为主，可有 T
BLM	0～I	12	17	L, T
MMC	II	42（L），28～42（T）	42～56	L、T 为主，A 少见
ADM	III	10～14（L, T）	21（L, T）	L, T, A
Iri	III	14～21	21～36	L, T, A
IPT	III	11（L），15（T）	18（15～20）	
VP－16	II	7～14（L），9～16（T）	21	L, T, A
VLB	II、III	4～10（L）	11～24（L）	L 为主，也有 T、A
VCR	I、II	10	21	L, T, A
NVB	III	7～10	14～28	L 为主
PCT	III	10～14（L）	21	T, A 少见
DCT	III	7～8	14	L, T, A

*抑制强度：0：无。I：轻度。II：中度。III：重度。

**L（leukopenia）：白细胞减少。T（thrombocytopenia）：血小板减少。A（anemia）：贫血。

近年来，各种造血因子被克隆出来，生物工程技术的发展使其大规模生产成为可能。粒细胞集落刺激因子（G－CSF）等各种细胞因子的开发，使化疗发生了重大变革，与以前相比，化疗的药量及给药间隔都发生了变化，使大剂量冲击疗法成为可能。

下面分别论述各种血液毒性的防治办法。

一、中性粒细胞减少

1. 化疗药与中性粒细胞减少

各类化疗药都可以引起中性粒细胞减少，代表性的药物有以下几种。

表5　各类化疗药对白细胞的影响

抗肿瘤药	白细胞减少出现时间（天）	恢复正常的时间（天）
环磷酰胺（CTX）	7~14	21~28
嘧啶亚硝脲（nimustine）	28~35	42~49
氟尿嘧啶（5-FU）	7~14	21~28
氨甲蝶呤（MTX）	7~14	21~28
阿糖胞苷（Ara-C）	7~14	21~28
长春新碱（VCR）	7~14	14~21
鬼臼乙叉碱（VP-16）	7~14	14~21
阿霉素（ADM）	7~14	21~28
丝裂霉素（MMC）	7~14	21~28
甲基苄肼（procarbazine）	21~28	35~49
顺铂（DDP）	14~21	21~28
卡铂（CBP）	14~21	21~28
伊立替康（CPT-11）	14~21	21~28
紫杉醇（paclitaxel）	14~21	21~28

2. 中性粒细胞与感染

1966年Bodey等报道，白血病病人的感染危险度与粒细胞的减少程度及持续时间呈正相关。外周血粒细胞数低于1000/mm^2时，感染时间及重度感染的发生率随粒细胞的减低而增加。如果粒细胞数长期低于500/mm^2，重度感染的发生率会增加。也有类似的报道，小细胞肺癌化疗后，发热病人白细胞或中性粒细胞数比无热病人明显降低，而且发生 3 级或 4 级白细胞降低的时间也明显延长。据 Hiemenz 等报道，对于中性粒细胞减少的发热病人，可联合应用 2~3 种抗生素或 β-内酰胺类单剂，在应用抗生素后，如果体温不能恢复正常且中性粒细胞持续降低，则由感染引发死亡的危险度增高。Pizzo 等报道的死亡率为 10%。化疗或骨髓移植后严重的中性粒细胞减少是引起重度感染的主要原因。

（1）粒细胞减少症的处理原则

1）一般处理：重在预防，注意卫生，严防院内感染。

2）仔细检查，尽可能发现感染灶。

3）常规行血尿培养、中心静脉导管及可能感染部位的培养。

4）必要时拍胸片，每天或隔天进行血常规检查。

5）经验性使用广谱抗生素，根据药敏试验结果调整抗生素。

（2）粒细胞集落刺激因子（granulocyte – colony stimulating factor，G – CSF）的应用

1）中性粒细胞（ANC）减少至（1.4~1.0）×10^9/L 以下时使用。

2）用法：5μg/（kg·d）。按照 ANC 减少程度调整剂量，每次 100~300μg，至 ANC 升至 10×10^9/L 停药或减量，用药时间不少于 5 天，不超过 14 天。

3）使用 G – CSF 升白细胞处理注意事项

①对于Ⅲ和Ⅳ级粒细胞减少，必须使用。

对于Ⅱ级粒细胞减少，如果既往有Ⅲ级以上骨髓抑制史，或考虑化疗后很快出现Ⅱ级骨髓抑制（2 周以内），则需要使用。

如果患者是在化疗两周以后出现Ⅱ级粒细胞减少，既往没有Ⅲ级的历史，可密切观察，暂时不用。

②使用剂量为 G – CSF 2~5μg/（kg·d），主要用于Ⅲ~Ⅳ级粒细胞减少。

③中性粒细胞连续两次绝对值 $> 5 \times 10^9/L$ 后停药；或者白细胞总数两次 $> 5 \times 10^9/L$ 后，也可以考虑停药。停药 48 小时以后方可以化疗。

（3）粒细胞减少性发热和抗生素的使用

1）粒细胞减少性发热：粒细胞减少性发热（febrile neutrogenia，FN）特指骨髓抑制性化疗药引起的中性粒细胞减少和由此引起的发热（口温 $\geqslant 38\,^{\circ}\mathrm{C}$，持续超过 1 小时）。

粒细胞减少症是指中性粒细胞 $< 1 \times 10^9/L$，估计 24 小时内会下降达 $< 0.5 \times 10^9/L$（相当于 Ⅳ 级中性粒减少）。

2）关于抗生素的使用：粒细胞减少性发热均应使用抗生素；对于 Ⅳ 级白细胞减少的，无论有无发热，均应预防性使用抗生素。

通常用广谱抗生素，需要覆盖革兰阴性菌和厌氧菌，如三代、四代头孢菌素。

如果有发热，应在热退后至少 48 小时再停药；如果 Ⅳ 级粒细胞减少但无发热，待粒细胞上升至正常后可停用；有 Ⅳ 级白细胞或者中性粒减少既往史的患者，下一周期化疗后预防性给予 G – CSF5μg/（kg·d），一般用 150μg/d，以保障化疗的进行。通常自化疗结束后 48 小时开始使用。

3. G – CSF 的开发

1985 年，来源于人类口腔癌和膀胱癌的分子量为 18 ~ 19kD 的 G – CSF 克隆成功。通过基因工程技术，使基因重组的 G – CSF 大量生产成为可能。G – CSF 由单核细胞、巨噬细胞、纤维母细胞、血管内皮细胞、骨髓间质细胞、中性粒细胞等分泌，在 M – CSF 和 IL – 1 刺激下及感染期间分泌量增大。G – CSF 可促进粒细胞集落形成单位（CFU – G）分化为中性粒细胞，即缩短造血干细胞的 G_0 期并使之进入细胞周期，使早幼粒的比例增加，同时动员骨髓中已成熟的中性粒细胞释放到外周血中。G－CSF 作用于成熟粒细胞可增强中性粒细胞补体 C_{3b} 受体在细胞膜上的表达，增强粒细胞的黏附性。G－CSF 还可使中性粒细胞过氧化酶产生明显增加，延长中粒细胞的寿命，提高中性粒细胞活性氧的产生能力，增强细胞游走、吞噬、杀菌的能力。

现在 G－CSF 制剂有多种，有的来自大肠杆菌，如惠尔血（Fligrastim），与天然型 G－CSF 的氨基酸序列稍有不同且无糖链；有的来自中华大田鼠卵巢细胞（Chinese hamster ovary cells），如格拉诺赛特（Lenograstim），具有与天然型 G－CSF 相同的氨基酸序列和糖链组分。Oheda 等报道，同一浓度的有糖链的 G－CSF 和无糖链的相比，前者形成集落的能力大，在生理条件下（pH7，37℃）前者更稳定。国内生产的吉粒芬、吉塞欣等为非糖基化的生物制剂。从临床效果来看，各类制剂大致相同。

一般认为，G－CSF 在化疗结束后开始用药，应避免在化疗前给药，这是因为 G－CSF 会使干细胞增殖加速，对化疗药的敏感性增强。

G－CSF 的给药方式有皮下注射、静脉注射、静脉点滴，关野等的研究认为皮下注射可使药物低浓度在血中维持，疗效好。目前皮下注射是最常用的给药方式。各国报道的 G－CSF 的给药量及给药时间各有不同，Morstyn 等报道，大剂量与小剂量相比，可以缩短粒细胞数低于 $1000/mm^2$ 的持续时间，并认为在化疗结束后第 7 天开始给药比较适合。但是 Bulter、Crawford 等人认为，对于非初治病人或采用大剂量化疗的病人，在化疗结束后尽早用药效果较好。Bulter 等对乳腺癌化疗病人，比较了化疗结束后第 4 天开始用药和第 11 天开始用药的疗效差异，发现第 4 天开始用药病人的粒细胞减少时间、住院时间明显缩短，发热时间及抗生素应用时间也有缩短。

临床使用 G‐CSF 时，能够观察到外周血中中性粒细胞变化的一种双峰曲线现象，其中第一峰的产生是由 G‐CSF 动员骨髓中已成熟的中性粒细胞时进入外周血内形成的，一般在使用 G‐CSF2 小时后即可观察到外周血中中性粒细胞数目的增加。第二个峰通常在连续用药 2 周左右出现，是 G‐CSF 刺激未成熟前体向成熟细胞转化的结果。

G‐CSF 的副作用主要是发热、腰痛、胸痛，骨痛属一过性钝痛，发生频率很低。也有人报道了 G‐CSF 的其他毒副反应，但发生率不足 0.01%。

4. 化疗和 G‐CSF

G‐CSF 在化疗中的地位主要表现为改善病人的骨髓抑制状态，促进粒细胞的分化、增殖，提高白细胞的功能，进而预防感染的发生。

Maher 观察了包括实体瘤、恶性淋巴瘤、急性淋巴细胞性白血病在内的 216 例病人，随机分为 G‐CSF 组（每天 $12\mu g/kg$）和安慰剂组，发现 G‐CSF 组在中性粒细胞数低于 $500/mm^2$ 的持续时间明显少于安慰剂组。Crawford 通过多中心随机双盲试验观察了 G‐CSF 的疗效，治疗对象为初治的小细胞肺癌病人，化疗采用 CEA 方案（CTX + ADM + VP‐16），化疗后皮下给予 G‐CSF 或安慰剂，共观察 211 例，评价指标为体温超过 38.2℃的出现频率、发热持续时间、粒细胞最低值、出现 IV 级粒细胞减少（外周血白细胞数低于 $500/mm^2$）的频率及持续时间、住院天数及抗生素使用天数等。结果表明 G‐CSF 能降低化疗后粒细胞减少所致发热、感染的频率，缩短 IV 级粒细胞减少出现的时间，减少抗生素使用时间及住院时间。另外有不少研究得出了同样的结论。

5. G – CSF 及粒细胞 – 巨噬细胞集落刺激因子的研究结论

（1）G – CSF 疗效

多项研究结果表明，G – CSF 可以明显升高粒细胞，减少抗生素使用量，缩短住院时间，对于多次化疗后伴发热的粒细胞减少也有升高作用。

很多研究报告表明 G – CSF 可以提高化疗完成率，但在无病生存和病灶稳定方面却没有明显差别。所以提高化疗完成率是否能延长生存期尚难以回答。

（2）粒细胞 – 巨噬细胞集落刺激因子效果及其在化疗中的地位

关于粒细胞 – 巨噬细胞集落刺激因子（GM – CSF）的疗效各家报道相差很大。Kaplan、Gerharta 等报道 GM – CSF 治疗组在升高粒细胞、减少发热、缩短抗生素使用时间及住院时间方面明显优于对照组。但 Hamm、Nichols 等报道未见明显差别，Bunn 等报道发现 GM – CSF 有发热、血小板减少等副作用。另外各家都未发现 GM – CSF 可以提高化疗完成率。

Clark 等观察了 GM – CSF 的化疗增强作用，发现 GM – CSF 虽然能升高粒细胞，但不能增大化疗剂量，而且也不能增加化疗疗效。Vellenga 等报道 GM – CSF 治疗组（每天 5 μg/kg，皮下注射）在升高粒细胞数方面明显优于安慰剂组，但在发热时间、粒细胞减少时间、住院时间、治疗费、QOL 等方面未见明显差别。Deplacido 等比较了乳腺癌大剂量化疗时 G – CSF 和 GM – CSF 的不同，发现前者副作用少且有效率高。

GM – CSF 不仅刺激粒细胞，也刺激单核 – 巨噬细胞，曾设想其有一定的抗肿瘤作用，但却有临床研究指出 GM – CSF 有促进实体瘤增殖的可能。再加上 GM – CSF 的发热、静脉炎等副作用均强于 G – CSF，所以在临床上很难普遍使用。

（3） G‑CSF 及 GM‑CSF 的使用原则

①对于粒细胞减少但无发热的病人可应用 CSF。

②对于粒细胞减少伴有发热的病人，在应用抗生素的同时，可以使用 CSF。

③G‑CSF 的成人最佳用量为每天 5μg/kg。

④GM‑CSF 的成人最佳用量为每天 250μg/m²。

⑤G‑CSF、GM‑CSF 可以应用于儿童，且疗效同成人相同，但对最佳剂量尚未取得一致意见。

⑥化疗完成 24～72 小时后给 CSF，粒细胞从最低值恢复正常的时间最短。

⑦CSF 可持续应用到白细胞回升到 10000/mm² 为止。

⑧给药可以是静脉给药或皮下注射，其中皮下注射用药简便，且 CSF 的活性持续时间长。

⑨避免化疗前应用 CSF。

⑩以增强化疗剂量为目的应用 CSF 仍未获得统一认识。但大剂量化疗时，如不使用造血干细胞移植且可能出现粒细胞减少伴发热时，应给予 CSF。

⑪化疗和放疗并用时应避免使用 CSF。

⑫干细胞回输时可以先给予 CSF。

6. 细胞因子与造血干细胞移植

造血干细胞回输促进了大剂量化疗后粒细胞的恢复，同时给予细胞因子，使感染、粒细胞减少、住院时间等有了明显的改善。

（1） 细胞因子和自体骨髓造血干细胞移植

G‑CSF/GM‑CSF 的应用使大剂量化疗自体骨髓造血干细胞移植（ABMT）后的粒细胞恢复明显加快。Nemunaitis 等观察了 128 例非霍奇金病、急性淋巴细胞白血病病人自体骨髓造血干细胞移植后造血能力的恢复情况，GM－CSF 在自体骨髓造血干细胞移植后，以 $250\mu g/(m^2 \cdot d)$ 持续静滴 2 小时，连用 21 天，GM－CSF组明显优于安慰剂组，前者粒细胞恢复至 $500/mm^3$ 的时间为 19 天，后者为 26 天。Stahel 观察了 51 例非霍奇金病和霍奇金病，G－CSF $20\mu g/(m^2 \cdot d)$ 皮下注射，治疗组粒细胞恢复至 $500/mm^3$ 的时间为 10 天，对照组为 16 天，有显著性差别。但在 38℃以上发热、抗生素使用天数、输血小板天数方面无明显差别。

（2）细胞因子与外周造血干细胞移植（PSCT）

自体骨髓造血干细胞移植不能应用于骨髓受侵或骨髓造血功能低下的肿瘤病人，而外周造血干细胞移植（PSCT）则不受此限制，所以 PSCT 正逐渐成为造血干细胞移植的主流。给予 G－CSF/GM－CSF 等支持治疗后，PSCT 的粒细胞恢复时间也明显缩短。

（3）ABMT/PSCT 应用细胞因子展望

G－CSF/GM－CSF 在 ABMT/PSCT 后的应用原则和一般化疗后的应用原则相同。如果开发出促进红细胞、血小板恢复的细胞因子，将会减少红细胞、血小板输血量。相关临床试验正在进行中。

二、红细胞减少

许多化疗药可以引起红细胞减少，造成贫血。代表性的有铂类化合物如 DDP、叶酸拮抗剂如 MTX、抗嘧啶剂、抗嘌呤剂、烷化剂等。由于红细胞的寿命可达 120 天，所以贫血一般采取输血疗法。如果血红蛋白低于 80g/L，就必须输血治疗。但同时会产生移植物抗宿主病（GVHD）等重度过敏反应，还会产生抗血小板抗体。为避免上述问题，现多采用成分输血，通过白细胞滤器除去99.5%以上的白细胞，然后再输红细胞。但 Barra 观察了217 例头颈部鳞癌病人，发现输血是导致预后不良的因素之一。

因此很有必要寻找输血以外的细胞因子支持疗法，其中GM－CSF、促红细胞生成素（EPO）引起了人们的注意。

1975年EPO纯化精制成功，1985年生产出重组EPO，1995年开始临床应用。目前应用的制剂有EPO－α和EPO－β，两者的生物活性和临床效果大致相同。EPO早期的适应证仅限于透析造成的肾性贫血。1993年10月适应证扩大为透析前的肾性贫血和手术后自体输血引起的贫血。

EPO可以诱导骨髓干细胞向红细胞分化，既可改善肿瘤性贫血，也可以改善化疗引起的贫血。由于价格方面的原因，恶性肿瘤贫血还以输血治疗为主。

Platamias等报道了EPO治疗化疗后贫血的疗效，用量为25、50、100、200、300U/kg，每周5次，连续4周静脉滴注，30例病人中有15例血红蛋白升高达10%以上。用量大于200U/kg的13例病人中11例有效。

David等通过随机双盲试验证明，EPO能明显升高红细胞压积，减少输血次数，而且EPO治疗组的生活质量也有明显改善。

Mastro等观察了43例乳腺癌术前化疗病人，EPO治疗组22例，对照组21例，对照组48%的病人血红蛋白低于100g/L，输血病人占9.5%，而EPO治疗组没有需要输血的病人。

贫血的治疗：

（1）贫血患者应加强营养，多进食富含铁、维生素、蛋白质的食物，保证足够液体入量，纠正电解质紊乱。

（2）琥珀酸亚铁（速力菲）100mg，每日3次，口服。

（3）叶酸10mg，每日3次，口服。

（4）右旋糖酐铁100mg，肌肉注射，每周1次。若血清铁<100ng/mL，单用铁剂血红蛋白不升，可以联合使用促红细胞生成素（rHuEpo），效果更显著。

（5）促红细胞生成素（rHuEpo），每次 100～150IU/kg，皮下注射，每周 2 次，经过 8 周可增至每次 200IU/kg。

促红细胞生成素（rHuEpo）适应证：血细胞比容（Hct）<30% 或者 HGB <90g/L，加上以下五项中的任何一项：①接受过化疗或者放疗；②骨髓受肿瘤侵犯；③骨髓增生异常综合征（MDS）；④转铁蛋白饱和率 <20%；⑤血清铁 >100ng/mL。

此外，促红细胞生成素（rHuEpo）使用 2～4 周后起效，最大剂量 300IU/kg，每周 3 次。

每周进行血常规检查直至 Hct >30% 或者 HGB >120g/L，可考虑停药。

（6）输血指征：①HGB <85g/L 时，应结合病人表现，如极度疲劳、头晕头痛、心动过速、低血压，可考虑输注浓缩红细胞；②HGB <70g/L 时，血容量正常时，需输注浓缩红细胞；③病人有活动性出血，才考虑输全血。

三、血小板减少

1. 血小板输血

如果血小板低于 20000/mm^2，就要进行血小板输血，而抗血小板抗体的形成会影响输血的效果，临床上常用血小板滤器以减少抗血小板抗体的形成，或者选择 HLA 相同的血小板，所以临床上由于血小板输血造成的不良反应并不多见。输血小板后感染发生的频率也有减少的趋势。

2. 促血小板生成的各种细胞因子

最近发现有些细胞因子可以促进血小板的生成。其中白细胞介素 –1（IL –1）、白细胞介素 –3（IL –3）、白细胞介素 –6（IL –6）、白细胞介素 –11（IL –11）、IL –3/GM –CSF 融合蛋白（PIXY –321）等已开始用于治疗化疗导致的血小板减少症，另外

IL－3 衍生物、促血小板生成素（TPO）也开始用于临床验证。

（1）白细胞介素－1

白细胞介素－1（IL－1）有两个异构体 IL－1α、IL－1β，两者生物学活性基本相似。Simth 等在大剂量卡铂化疗前或化疗后分别给予 0.03、0.1、0.3μg/kg 三种不同剂量的 IL－1α，共观察 43 例，结果化疗后大剂量 IL－1α 治疗组血小板回升明显高于对照组，还能促进 IL－6 的生成。John 等报道 19 例用 5－FU 治疗的消化道肿瘤病人，给予 IL－1α 后，血小板升高 1.4 倍。

VadhanRaj 等观察了 21 例卵巢癌复发病人，在应用卡铂的同时，连续 4 天给 0.1~1μg/kg 的 IL－1β，结果化疗后血小板减少时间明显缩短。另外也有学者报道 ABMT 配合大剂量化疗时，IL－1α 可以增加血小板数。主要副作用有发热、头痛、骨痛、肌肉痛、皮疹等，重度副作用有低血压、浮肿、肾功能损害等，所以在临床应用上还有许多问题。

（2）白细胞介素－3

白细胞介素－3（IL－3）在体外试验中有刺激巨核细胞增殖、增加血小板的作用，还有提高白细胞的作用，但不如 G－CSF 和 GM－CSF。

目前临床上尚不能明确 IL－3 能改善化疗引起的血小板减少，有人将 IL－3 和 GM－CSF 同时应用，发现中性粒细胞明显回升，血小板减少的改善程度与单独使用 IL－3 相同。

IL－3 的副作用有发热、头痛、面红、骨痛、注射部位发红等，重度副作用有呼吸困难、浮肿、心包积液等。由此可见，IL－3 的临床效果尚不明确，且副作用较多，近期难以在临床应用。

（3）白细胞介素－6

白细胞介素－6（IL－6）可以作用于巨核细胞，诱导血小板生成。I 期临床试验证明 IL－6 有增加血小板的作用。Doren 对化疗行自体骨髓移植的恶性肿瘤病人分别给予 IL－6 和 GM－CSF，发现 IL－6 治疗组血小板恢复正常的时间明显缩短。IL－6 的副作用有发热、恶寒、乏力、头痛、骨痛、肌肉酸痛、食欲不振、恶心等，也有学者报道偶有神经毒性和房颤。

（4）白细胞介素－11

白细胞介素－11（IL－11）在体外试验中可以促进巨核细胞克隆的形成。Bree 等报道，猿猴应用 IL－11 两周后，血小板增加了 2 倍。Michael 等在 IL－11 的 Ⅰ 期临床试验中发现，在化疗结束后 3～14 天应用 25～50μg／（kg·day）可降低血小板的减少程度。

IL－11 的副作用有浮肿、乏力、肌肉关节痛、注射部位红肿等，与其他细胞因子不同，没有发热。现在正进行 Ⅲ 期临床试验。

1）作用机制：目前研究证明，IL－11 具有以下作用：

①重组人白细胞介素－11（rhIL－11）对于化疗后血小板 $\leqslant 50 \times 10^9$/L的肿瘤患者具有明显的促血小板生成作用，有助于减轻肿瘤病人化疗后血小板减少的程度并可使血小板数量维持稳态水平，明显缩短血小板减少症持续时间，并加速血小板数量的恢复。

②rhIL－11 在增加血小板数量同时并无引起过度增加现象，未见引起体内血栓现象。

③对血液中的其他成分如 WBC、LBC、NBC 等，以及凝血机制特别是纤维蛋白原（Fbg）、肝肾功能均无明显影响。

④rhIL－11 可引起血红蛋白可逆性轻微降低。不良反应轻微，主要表现为恶心、呕吐、乏力、局部疼痛及头晕头痛，常在治疗过程中自行缓解，病人可耐受。

2）用法用量：使用本品时，用 1mL 注射用水溶解，皮下注射。骨髓抑制性化疗时，如认为所用的化疗药物与剂量有可能引起血小板明显减少及诱发出血，可在化疗药物结束后 24 ~ 48 小时起皮下注射本品，每日 1 次，每次剂量为 25 ~ 50μg/kg，连用 7 ~ 14天。用药过程中应检查患者末梢血液血小板数，待血小板恢复至 100000/mm³ 以上时即应停药。大剂量化疗后，本品剂量可适应增大。

（5）PIXY321

PIXY321 是 IL - 3 与 GM - CSF 的复合体，行放射线照射的猿猴应用后，中性粒细胞、血小板都有回升。VadhanRaj 观察了 24 例行化疗的病人，发现 PIXY321 组比 GM - CSF 单用组血小板明显升高。另外还有不少学者有同样的临床报告。

PIXY321 的副作用有注射部位红肿、类感冒样症状、恶寒、发热、骨痛、肌痛等，但尚未确定其最大耐受量。现在正进行Ⅲ期临床试验。

（6）白细胞介素 - 3 受体激动剂 SC - 55494

SC - 55494 是 IL - 3 的类似物，活性增高而游离性组胺却不增加。体外试验发现 SC - 55494 与 IL - 3 受体有很高的亲和性，刺激干细胞分化的能力比 IL - 3 高 10 倍，因此有望取得比 IL - 3 更好的疗效。

Farese 等给放射线照射引起骨髓抑制的猿猴应用 SC - 55494 后，血小板减少时间明显缩短，而对中性粒细胞无作用。现正进行 I 期临床实验。

（7）促血小板生成素及应用前景

促血小板生成素（TPO）早在 1958 年即被证明存在于人体。1994 年 Lok 等发现鼠骨髓白血病病毒的 c - mpl 编码的细胞因子受体的配体（thrombopoietin，TPO）具有能够促进巨核细胞增殖分化，并进一步将其克隆成功。后来猪 TPO 和人 TPO 也陆续克隆成功。

人 TPO 的编码基因位于第三染色体长臂（3q27 - 28），由 332 个氨基酸组成，A 末端的 153 个氨基酸与促红细胞生成素（EPO）具有同源性。

c - mpl 由 CD_{34}^+ 的原始干细胞、骨髓巨核细胞、血小板表达，其编码的细胞因子受体的配体系特异性巨核细胞的刺激因子。

1）TPO 的体外作用：TPO 具有促进巨核细胞分化成熟的作用，在 TPO 存在的情况下，培养系中的巨核细胞体积增大，倍体增加。同时，还可以刺激巨核细胞生成。这种作用在 IL - 3、干细胞细胞因子存在的情况下可进一步促进巨核细胞集落形成单位（CFU - MK）增多。

2）TPO 的在体作用：动物应用重组 TPO 后，巨核细胞集落形成单位可增加 20 倍，骨髓中的巨核细胞数目可增加 9 倍，而且红细胞集落形成单位、粒 - 巨噬细胞集落形成单位、红细胞爆裂型集落生成单位几乎无变化，可以说 TPO 对巨核细胞的作用是特异性的。Miyazaki 等比较了 IL - 3 和 TPO 的不同，发现 TPO 选择性地增加巨核细胞和血小板数量。

实验证明，TPO 可明显增加小鼠血小板数量，给药第 4 天，血小板开始增加，第 6 天即可增加到给药前的 4 倍。TPO 的血中浓度与血小板数量相关，血小板减少时 TPO 增多，随着血小板数恢复正常，TPO 也恢复到正常值范围。

3）TPO 临床应用前景：人们期待着对巨核细胞有特异作用的 TPO 能像 EPO、G - CSF 一样成功应用于临床。目前发现的具有血小板增加作用的细胞因子有 IL - 1、IL - 3、IL - 6、IL - 11 等，而且都已开始临床试验，其血小板增加作用不如 TPO，起效时间也晚。这些细胞因子也对其他细胞起作用，有发热、释放炎症因子的缺点。今后 TPO 的临床应用可以仿效 G – CSF 的用法。

4）TPO 的临床应用：减轻化疗引起的血小板减少程度，缩短病程。也可用于各种原因造成的血小板减少症，但具体应用剂量尚未确定。

5）TPO 在临床应用前尚需研究的问题：①血小板表达 $c - mpl$，需要详细探查 TPO 对血小板的作用（包括体内和体外）。如果 TPO 能使血小板功能亢进，提高血小板止血作用，那么即使血小板数目较少，也可以不必输血了。②内皮细胞也表达 $c - mpl$，所以还有必要考察这方面的副作用。

6）TPO 在化疗中的应用前景：TPO 可以特异性地作用于巨核细胞，增加血小板数量，对于化疗造成的血小板减少有很好的应用前景。由于血小板减少带来的危害不像中性粒细胞那样有生命危险，而且血小板输血对血小板减少有一定的治疗作用，并能减少感染的发生率，所以 TPO 的临床使用价值可能不如 G – CSF。但随着恶性肿瘤治疗疗效的提高，化疗治愈率会逐渐增加，TPO 的重要性将会日益引起人们的重视。

3. 治疗方法

IL – 11，$25 \sim 50\mu g/(kg \cdot d)$，或 TPO，$300IU/(kg \cdot d)$，7 天为一个疗程，当血小板超过 $50 \times 10^9/L$ 可停药。

4. 注意事项

（1）血小板 $< 50 \times 10^9/L$ 时，应减少活动，预防损伤，避免搬运重物，防治便秘。

（2）避免使用非甾体类药物。

（3）如肌内注射，局部应按压 4 ~ 10 分钟以上。

（4）一过性血小板减少可考虑使用小剂量糖皮质激素。

（5）血小板 $< 20 \times 10^9/L$ 或有出血时可考虑输入血小板，每输 1 单位血小板一般会增加 $(5 \sim 10) \times 10^9/L$。

（6）若患者出现口腔、消化道、肺部等部位出血，应给予全身止血治疗，包括应用酚磺乙胺、卡巴克洛、氨基己酸、垂体加压素等。同时加强局部止血，包括口服凝血酶、云南白药、去甲肾上腺素等。

四、骨髓抑制的预防与护理

1. 贫血的预防与护理

化疗所致贫血与失血性贫血不同，发现比较晚。迟发型贫血在化疗后数周或数月才发现，红细胞 250 万/mm³ 以下、血红蛋白浓度（HGB）在 70g/L 以下诊断为贫血。红细胞的寿命是 120 天，因此不会突然出现贫血。

观察要点：①在化疗后数周或数月，病人面色、睑黏膜苍白色。②贫血症状如表 6 所示。

表 6　贫血症状

	症状
消化系统	食欲下降、恶心呕吐、口腔黏膜苍白、便秘
呼吸系统	气短、运动后呼吸急促、呼吸困难
循环系统	心悸、脉数、面色苍白、四肢疲倦、浮肿、出血斑
感觉	疲倦、头晕目眩、耳鸣、头痛、恶寒、麻木感
神经系统	活动下降、昏睡
全身	指甲变化、低热

2. 出血预防与护理

化疗所致血小板下降至 30000/mm² 以下时，会造成大出血，以致危及生命。许多抑制白细胞的化疗药都会导致血小板产生不足发生出血。

血小板的寿命 5~9 天，因此出现血小板减少副反应时间比白细胞减少要晚。

（1）观察要点

1）化疗结果：血小板正常值为（10～30）×10^9/L，出血时间为3～5秒，FDP1.4～5.5μg/mL。

2）发生时期：早期型于化疗后7～10天出现减少，至14天左右会发生急剧下降。迟发型于化疗后21～28天出现减少，各种化疗药导致血小板下降时间不同（表7），应密切观察，检验血常规。

表7　主要抗癌化疗药血小板减少时期与恢复时期

化疗药	用量用法［mg/(m^2·d)］	血小板下降时间（天）	恢复正常（天）
VP－16	5×1	5～10	7～10
	75×3	7～10	7～10
5－FU	100×7	7～10	7～10
	500×1	10～14	7～10
NVB	40×1	10～14	7～10
	10×1	21～28	14～21
丝裂霉素	100×1	21～28	14～21
	(50～90)×1	21～28	14～21
顺铂	20×5	14～21	7～10
卡铂	(300～400)×1	14～21	7～10

表8　血小板低下降程度与出血倾向

血小板值（万/mm^3）	出血倾向
5～10	有出血可能，止血时间延长
3～5	黏膜、皮肤出血
<3	内脏出血
<1	致命性大出血（脑内出血）

（2）护理方法

1）预防摔倒、外伤和外部压迫身体。

2）向病人说明出血的危险和预防措施，避免增加腹压的动作，注意通便和镇咳。

3）解除病人不安心理，紧张和焦虑会造成血压升高，诱发出血。

4）测血压时间要短，采血时做好止血工作，预防口、鼻腔干燥，牙刷要柔软，排便时不要过度用力，避免受凉，进柔软易消化的食物，忌辛辣之品，慎用解热镇痛药。

5）出血时的对策：①皮下出血：减轻皮肤摩擦和压迫。②口腔出血：禁止刷牙，用冷生理盐水含漱。③鼻出血：头部抬高，冷敷鼻根部，以棉球蘸立止血充填鼻腔内，鼻出血易进入胃内，会诱发呕吐，故要尽可能吐出，并嘱病人要多次漱口，预防口腔内血液残留发生感染。如果是前鼻腔，可以采取压迫止血；如果是后鼻腔，需要请耳鼻喉科会诊，进行填塞。④咯血：抬高上半身，侧卧，保证气道通畅。⑤便血：禁食，安静，卧床休息。⑥尿血：多饮水以增加尿量。留置导尿管时，注意防止感染。⑦脑出血：吸氧、给止血剂和降低颅内压，注意患者神志、感觉、运动和呼吸节律的变化。

（3）输血时护理

输血后 GVHD（graftversus host disease）等过敏反应会产生抗血小板抗体，对此采用白细胞过滤法或放射法（15～120Gy）是有效的。

输血开始后 2～10 分钟，可能会发生过敏反应，所以要在 10 分钟内观察病人状态，每 15 分钟或 30 分钟要察看病人。

输血速度：200mL 应在 60～90 分钟输完，超过 4 小时会促发溶血和细菌繁殖的可能。

输血时注意观察体温、心率、呼吸、血压、面色、恶寒、发热、恶心、呕吐、胸闷、呼吸困难、血管痛及静滴速度等。

五、中医防治

中医学并无骨髓抑制病名，根据其临床表现将其归为中医学"血虚""虚劳"等范畴。其基本病机为脾肾亏虚，邪毒内蕴灼伤阴血，气阴两虚为本，虚热为标。故以益气养血、健脾益肾为治疗常法。

1. 经验方

（1）化疗致骨髓抑制

十全大补汤加味：人参 30g（另煎），白术 20g，茯苓 20g，黄芪 50g，川芎 15g，当归 10g，熟地 25g，白芍 20g，肉桂 10g，阿胶 6g（烊化），木香 15g。水煎服。

（2）白细胞减少

升白汤：生黄芪 20g，当归 12g，何首乌 10g，墨旱莲 12g，女贞子 12g，淫羊藿 10g，鸡血藤 15g，熟地黄 20g，阿胶 10g（烊化），山茱萸 15g，仙鹤草 15g，黄精 10g，焦山楂 12g。水煎服。

2. 中成药

（1）化疗后全血细胞减少

生血丸：补肾健脾，填精养血。口服，每次 1 袋，每日 3 次。

八珍颗粒：补气益血。口服，每次 1 袋，每日 2 次。

益气维血颗粒：补血益气。口服，每次 1 袋，每日 2 次。

复方阿胶浆：补气养血。口服，每次 20mL（1 支），每日 3 次。

（2）白细胞减少

地榆升白片：口服，2～4 片，每日 3 次。

（3）血小板减少

金薯叶止血合剂：口服，一次 5～10mL，一日 2～3 次。

3. 中医外治法

（1）针刺

主穴：足三里、三阴交、血海、脾俞、膈俞。

配穴：肝俞、肾俞、合谷、内关。

操作方法：每次取主穴 1~2 对，配穴 2 对，进针 1 寸后施以轻捻转、慢提插法，以出现酸胀为宜，留针 15~20 分钟。

（2）艾灸

1）艾灸大椎穴。

2）隔姜灸关元穴、足三里。操作方法：关元穴、足三里穴位定位后，消毒穴位，用生姜作为间隔物，鲜生姜切成约 0.5cm 片，上置艾炷，点燃施灸，艾炷燃尽，除去再换上一艾炷再灸。一般连续 3 炷，10~15 分钟，以局部皮肤红润不起泡为宜。

（3）穴位贴敷

扶正升白膏适用于化疗导致的骨髓抑制。

药物组成：人参、当归、丁香、肉桂、冰片等。

取穴：大椎、膈俞、脾俞、肾俞、足三里。

使用方法：将中药研成极细粉，治疗时取药粉适量，用鲜姜汁调成泥膏状，做成直径约 2cm、厚约 0.12cm 的药膏饼，放置于所选的穴位上，再用 4cm 见方的胶布固定（皮肤易过敏者，可用"肤疾宁"，每两张固定 1 个药膏），24 小时后取下药膏，间隔 4~6 小时后再次贴敷，5 次为一个疗程。

第三节　消化道不良反应

口腔炎、恶性、呕吐、腹泻等症状是化疗常见消化道不良反应，影响病人的生活质量（QOL），甚至使治疗中止。对此近年来有关消化道不良反应的防治有了很大进展。表9表示化疗不良反应所致症状痛苦程度。

表9　化疗不良反应症状对病人生活质量影响程度

影响程度（由大到小）	症状	影响程度（由大到小）	症状
1	呕吐 腹泻	7	影响家庭生活
2	恶心	8	焦虑抑郁
3	脱发	9	消瘦
4	恐惧心理		
5	疲乏		
6	失眠		

一、口腔炎

较易引起口腔炎的化疗药物有抗代谢药 MTX、5 - FU、Ara - C 等，烷化剂 CTX、白消安、ACNU，抗生素类 ADM、放线菌素 D 等，其中尤其以 MTX、5 - FU 的大量反复使用而造成的口腔炎多见。

1. 口腔炎的发生机理

一般认为化疗药导致口腔炎的作用机理有两个方面，一是化疗药对黏膜直接破坏作用，即所谓原发性口腔炎，主要是黏膜内产生自由基所致。另一方面是化疗药导致白细胞下降继发口腔局部感染症，即继发性口腔炎，严重时出现疼痛、出血、感染以至扩散全身造成菌血症、败血症等而死亡。

2. 评价口腔炎毒性标准

表10所示，为 WHO、JCOG、ECOG 不同组织提供的资料。

表 10　口腔炎毒性标准评价

	0	1	2	3	4
WHO	无	痛、红肿	发红、溃疡，能进食固体食物	溃疡，只能流食	不能进食
JCOG	无	痛、红斑，不用止痛药	轻度疼痛、红斑、溃疡、浮肿，能进食，需用非吗啡类止痛药	中重度溃疡、浮肿，不能进食，需用吗啡类药止痛	重度溃疡、浮肿、需气管内插管
ECOG	无	红肿、溃疡、轻度疼痛	疼痛、发红、溃疡、浮肿，能进食	疼痛、红肿、溃疡、浮肿，不能进食	需肠内营养

3. 口腔炎的防治

有出血时，局部使用凝血酶粉末，或者凝血酶（生理盐水稀释至 50～1000IU/mL）局部喷雾；进食后使用复方硼砂溶液、3% 碳酸氢钠或 3% 过氧化氢漱口，亦可选用维生素 E，每天两次口腔内涂用；真菌感染多伴有白斑或者白膜，以制霉菌素漱口或局部涂敷；培美曲塞引起的口腔溃疡可以用叶酸及维生素 B_{12} 预防。

4. 口腔炎的预防和护理

（1）观察方法

1）如果有义齿应取下。

2）观察者要洗手，戴上无菌手套。

3）借助压舌板观察口腔内黏膜、舌苔、咽部、口唇的变化。注意颜色（白斑、红斑）、湿度（润滑程度、唾液量和黏稠度）、污染（口气、牙齿黄色、黄厚苔）及损伤（黏膜溃疡、水疱）。

4）问味觉的变化，进食状况，疼痛程度和进食量。

5）口腔炎的内在因素，如白细胞、血小板减少、发热、营养不良等。

6）评价口腔炎的程度，按 WHO 评价标准。

7）发现口腔炎出现后要每日观察，并记录其结果。

（2）护理要点

1）保持口腔清洁和湿润。

2）提高免疫力和改善血象的抑制状况。

3）含漱治疗药液。

4）流质饮食或半流质饮食，避免酸性、刺激性食物和饮料。

（3）护理方法

1）洗必泰漱口液反复多次含漱。

2）中药含漱液：甘草 10g，菊花 10g，麦冬 15g，胖大海 10g，混匀分 3 份，每份开水冲泡 5 分钟后，多次含漱。

3）将加热后的麻油，涂在口腔黏膜处。本法无刺激，效果好。

4）口腔炎加重，出现疼痛、感染、出血等症状时，应关注全身治疗，停用化疗药，提高免疫力与血象，必要时用抗炎药。

5）漱口液配制（经验方）：0.9% 生理盐水 250mL + 2% 利多卡因 10mL + 庆大霉素 8 万 U×2 支，混合含漱。

6）当血白细胞下降至 3.0×10^9/L 以下时，有必要加强口腔感染的预防护理。

5. 口腔炎、口腔溃疡的中医防治

化疗药物致口腔炎、口腔溃疡属于中医学"口疮""口疳""牙疳""舌疮"等病证的范畴。中医学认为其基本病机为本虚标实，化疗药物损伤人体正气，致气血亏虚，真阴不足为本，阴虚火旺，热毒内蕴，浊邪上攻为标。

根据本病本虚标实的病机特点，治宜**扶正**祛邪，扶正当益气养阴、敛疮生肌，祛邪当清热解毒化浊。

（1）经验方

生黄芪 15～30g，大生地 15～30g，玄参 9g，金银花 15g，板

蓝根 12 ~ 15g，山豆根 9 ~ 15g，黄连 6g，水煎 2 次，共取药汁 100mL，频繁含服，每日 1 剂。

（2）中成药

1）康复新液：通利血脉，养阴生肌。外用，取适量涂抹于患处。

2）金喉健喷雾剂：祛风解毒，消肿止痛，清咽利喉。外用，取适量喷于患处。

3）云南白药：化瘀止血，活血止痛，解毒消肿。外用，每次 0.25 ~ 0.5g，每日 3 ~ 4 次。

（3）中医外治

口腔溃疡油止痛效果明显，并可显著减少口腔溃疡发作次数，延长发作间歇期。

药物组成：九香虫 10 只，香油 50g。

制法：先将香油用锅加热至沸，放入九香虫，待九香虫变黑色后，停止加热，去九香虫，留油备用。

用法：用生理盐水或灭菌用水清洁口腔后，用消毒棉签蘸取适量口腔溃疡油，均匀涂抹于患处。对合并感染者可口服抗生素。

注意事项：用药后 30 分钟内，不宜进食或饮水。

（4）蜂蜜

用清水清洁口腔后，用无菌棉签蘸取适量蜂蜜，涂抹于口腔黏膜患处，每日数次，用药后 30 分钟内勿进食饮水。

二、恶心、呕吐

止呕药在 20 世纪 60 年代主要用酚噻嗪类和抗组胺类药物，而 1980 年以后，随着顺铂的临床应用和大剂量化疗，此类止呕药疗效已不能满足临床要求。1990 年以后，随着 5 - HT$_3$ 受体拮抗剂的开发，对抗癌药的止呕疗效有了很大进步，但并不是完全控制了化疗药的恶心呕吐等副反应。

表 11　抗癌药致吐不良反应

致吐程度	药名	出现时间（h）	持续时间（h）	备注
高度 （>90%）	DDP（≥75mg）	1~6	≥24	水化后耐受性提高
	DTIC	1~3	1~12	5天给药法减轻
	STZ	1~4	≥24	5天给药法减轻
	CTX（>0.1）	4~12	4~10	
	Ara-C（>1.0）	6~12	3~15	
中高度 （60%~80%）	DDP（75mg）	1~6	24	恶心持续数天
	CTX（<1.0）	4~12	4~10	
	Iri（CPT-11）	1~6	不等	有时严重
中低度 （30%~60%）	CBP	6	18~24	1/3者呕吐严重
	DCT	2~4	2~4	
	ADM	4~6	6	
	EPI	4~6	±6	
	5-FU（≥1.0）	3~6	–	<0.1，有10%~ 30%呕吐
	MMC	1~2	48~72	
低度 （10%~30%）	BLM	3~6	–	
	Ara-C（≤20mg）	6~12	3~5	
	VP-16	3~8	–	
	VM-26	3~8	–	
	GEM	4~8	–	<2%重度呕吐
	HU	6~12	–	
	IFO	1~2	不等	与剂量相关
	MTX	4~12	3~12	>250mg时75% 患者呕吐

止吐方法：

（1）高度致呕吐抗癌药急性呕吐，首选 5 – HT$_3$拮抗剂口服或静脉注射，加甾体激素止吐作用可增强。

（2）化疗后 24 小时，不必用 5 – HT$_3$拮抗剂，延迟性呕吐用甾体激素、灭吐灵等。

1. 恶心、呕吐的发生机理

化疗药引起恶心、呕吐，主要是通过刺激呕吐中枢（位于延髓外侧网状体）而出现的，其刺激途径有以下几方面：

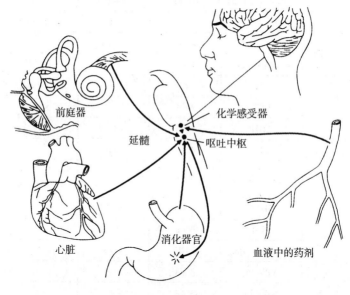

图1　化疗药引起恶心、呕吐的发生机理

（1）化学感受器

化学感受器（CTZ）位于第四脑室最后部，此处存在大量多巴胺受体。因无血脑屏障防御，所以血液和脑脊髓液中呕吐诱发物，即化疗药及其代谢物，很容易刺激 CTZ，传导呕吐中枢，诱发恶心、呕吐。

（2）消化道

胃内容物可通过消化道神经末梢经过迷走神经和交感神经传递至呕吐中枢，近年关于消化道神经末梢存在 $5-HT_3$ 受体的观点成为医学关注点，由此而开发的抗呕吐药有了长足进步，代表药如蒽丹西酮。

（3）大脑皮质

由感觉和心理因素经大脑皮质诱发呕吐，临床上常见化疗药输给病人前病人即出现呕吐，称此为预感性呕吐。

2. 恶心、呕吐的分类

表 12　恶心、呕吐的分类

分型	传导通路	特征
速发型	1. 血液→化学感受器初级中枢（第 4 脑室最后部） 2. 消化道传入神经→迷走神经及交感神经	使用抗癌剂后较短时间内出现症状
预感型	感觉、情绪→大脑皮层	有使用抗癌剂引起呕吐的病史的患者
迟发型	速发型 + 精神、心理型	呕吐持续数日，与抗癌剂的代谢产物及精神因素有关

（1）速发型恶心、呕吐

化疗药给药后 1~2 小时即出现恶心、呕吐为速发型恶心、呕吐。其发病通路为化学感受器和消化道。

（2）迟发型呕吐

化疗药给药 24 小时后发作，可持续数日，是由化疗药代谢产物和精神因素造成。例如，顺铂是致吐性很强的化疗药，约 90% 病人出现急性呕吐，30%~50% 病人出现迟发型呕吐。顺铂引起呕吐主要在给药 4 小时后出现，24 小时内最严重，其迟发型呕吐可持续 5~7 天，与其他许多化疗药不同的是顺铂在给药第

2、3 天出现第二个高峰。

现在临床使用胃复安和地塞米松并用止呕，对急性呕吐效果不佳，对迟发型呕吐有一定疗效。

（3）预感型恶性、呕吐

化疗过的病人，曾一度发生消化道反应，待下次化疗给药时，由于视觉、嗅觉和情绪紧张等因素刺激大脑皮质，造成呕吐。据 BaKowsKi 报道，预感型恶心、呕吐分别占化疗病人的 35%、16%，以青年女性多见。治疗采取心理疏导的方法，酌情予以抗焦虑、抗抑郁药。

（4）暴发型呕吐

暴发型呕吐指已对患者进行了预防性处理，仍然发生了严重的恶心呕吐，处理原则是联合应用不同作用机制的其他有效止吐药物，包括抗精神病药、苯二氮䓬类药、大麻酚类、多巴胺受体拮抗药、吩噻嗪类、5 - HT_3 受体阻滞剂和类固醇类药物。

（5）难治型呕吐

难治型呕吐指在既往预防性止吐及挽救性止吐治疗失败之后再次出现的呕吐，处理措施参考暴发性呕吐。

3. 恶心呕吐的危险因素

顺铂等化疗药物导致呕吐、恶心的程度因人而异。其好发于 55 岁以下，女性居多，与化疗药的剂量有关，另外晕车的人易发作，相反常饮酒和吸烟者耐受性强。需注意癌症患者的其他潜在致吐因素，包括肠梗阻、前庭功能障碍、脑转移、电解质紊乱、尿毒症、阿片类麻醉药、原有胃部疾病等。

4. 止呕药的分类

表 13　止呕药分类

类别	代表药物
多巴胺受体阻断剂	多潘立酮、胃复安
多巴胺受体阻断剂	氯丙嗪、普鲁氯哌
肾上脉皮质激素	甲基强的松龙、地塞米松
镇静剂	安定、洛拉酮（lorazepam）
5 – HT₃受体阻断剂	蒽丹西酮、欧必亭、枢复宁、纳洛酮
抗组胺药	异丙嗪

（1）胃复安

胃复安（MP）为多巴胺受体阻断剂，直接作用化学感受器，通过抑制呕吐中枢和促进消化道蠕动，使胃排空而发挥止呕效应。

顺铂导致的呕吐，胃复安常规用量甚难奏效，大剂量时（$2mg/kg$，每日 $3 \sim 4$ 次，静滴）会有一定疗效。据 Meyer 报道，当血中胃复安浓度达到 $850ng/mL$ 以上时，才发挥止呕效果，大剂量给药同时，锥体外系症状明显，可配合异丙嗪（PMZ）共用。

（2）氯丙嗪

氯丙嗪为多巴胺受体阻断剂，通过化学感受器而止呕，副作用常见体位低血压、嗜睡等锥体外系症状。

（3）激素类药

激素类药止呕的机理不十分清楚，可能与稳定化学感受器受体膜、抑制前列腺素生成有关。

地塞米松与甲强龙的大剂量给药可以抑制顺铂引起的呕吐、恶心，其疗效与胃复安疗效相近。激素与胃复安合用，止呕效果强于胃复安单药。目前 5 – HT₃受体阻断剂蒽丹西酮已成为临床常用的化疗止呕剂，常配合激素使用。

（4）镇静剂

洛拉酮、安定等镇静剂直接作用于大脑皮质和脑干网状体，具有抗焦虑、镇静、催眠、调节自主神经等作用，与其他止呕药合用可增强其疗效。

（5）抗组胺类药

组胺 H_1 受体阻断剂和拮抗剂主要对前庭障碍所致恶心呕吐有效，而对化疗所致的恶心、呕吐几乎无抑制作用。在大量使用多巴胺受体阻断剂胃复安时给予苯海拉明，可防治多巴胺受体阻断剂引起的锥体外系症状。

（6）5－HT_3受体阻断剂

5－HT_3受体阻断剂自 20 世纪 90 年代开始在临床上使用，其止呕效果明显优于胃复安和激素类药，成为目前主要的化疗止呕药。5－HT_3受体阻断药阻断了小肠黏膜铬亲和性细胞释放的介质与 5－HT_3 受体结合，抑制向化学感受器、呕吐中枢传递刺激。现在 5－HT_3受体阻断剂常用的蒽丹西酮（ondansetron，OND）、康泉（granisetron，GRA）、欧必亭、枢丹等药，其临床效果大致相同，但给药方法、给药时间、适用药量各有不同报道，Tonato 报道，102 例口服化疗药的患者用 DND + DXM 或 DND 单药双盲对照比较，前者止呕效果优于后者。现在 5－HT_3受体阻断剂与激素类药并用已成为 DDP 化疗药产生的急性呕吐的常用对策。从 1993～1995 年 ASCO 会议的报道分析，对急性呕吐治疗用 5－HT_3受体阻断剂的疗效是确切一致的，但对迟发性呕吐作用结果不大相同。

（7）神经激肽 1（NK－1）受体阻滞药

阿瑞吡坦，可以增强 5－HT_3受体阻滞剂的止吐作用。推荐将其用于高度致吐或延迟性呕吐风险的多日化疗，可与 5－HT_3受体阻滞剂、地塞米松联合使用。

5. 恶心、呕吐预防与护理

（1）观察方法

抗癌药所致恶心、呕吐症状因不同药物而异。同时精神因素也很重要，掌握病人恶心、呕吐的规律和相关因素是护理的观察内容。①记录恶心、呕吐的持续时间和呕吐量。②发生次数。③诱发因素。④治疗前后饮食的摄入量。⑤体重变化。⑥日常生活变化。⑦精神、心理影响因素。⑧是否存在化疗药以外的致吐因素。

（2）护理要点

1）向病人说明化疗药致吐的可能和对策。让病人有心理准备和信心，完成化疗。适当调节环境，改善紧张情绪，呕吐时以冷水、柠檬水含漱，身边要有人陪护。

2）饮食以清淡为佳，多食水果、酸味食品，避免食用辛辣之品。食物不要过热，以温凉为宜。

3）高热量、高蛋白的食品要少量多餐。

4）治疗前 2 小时和治疗后 3~4 小时，控制进餐。

5）指压内关穴。

6）心理调节，以音乐、交谈方式减轻病人不安心理。

7）掌握判断化疗呕吐的类型，分辨速发型、迟发型、预感型。

6. 中医防治

（1）病因病机

中医古籍当中无关于化疗所致恶心、呕吐的记载，根据临床表现，其基本病机应为胃失和降，胃气上逆。化疗药物毒性较强，损伤人体正气，导致脾胃虚弱，脾失运化，胃失受纳，饮食积滞，水湿不化，水谷精微不能化生气血，变生邪气停留体内，并进一步导致脾胃升降失常。

（2）治则治法

化疗所致的恶心、呕吐为虚实夹杂之证，以虚为本，以实为标。治疗当以益气健脾、降逆和胃为基本治则。

（3）辨证论治

中医辨证分为胃热型和胃寒型。

1）胃热型：症见呕吐酸苦，喜寒恶热，食后即吐，苔黄腻。方选橘皮竹茹汤加减。陈皮9g，清半夏9g，茯苓6g，竹茹9g，黄连2g，麦冬9g，炙杷叶9g，旋覆花9g（包煎）。水煎服，每日1剂。

2）胃寒型：症见呕吐清水，口内多涎，喜热恶寒，苔白。方选丁香柿蒂汤加减。陈皮9g，姜半夏9g，茯苓6g，炙甘草6g，党参9g，丁香12g，柿蒂12g，生姜4片，红枣7枚。水煎服，每日1剂。

（4）针刺

选穴：内关（双侧）、足三里（双侧）、三阴交（双侧）、中脘。

操作方法：进针后提插捻转，以出现酸胀为宜，留针15～20分钟，中脘留针即可，不可提插捻转。

（5）敷脐

药物：姜半夏30g，公丁香20g，吴茱萸20g。

使用方法：将中药研成极细粉，治疗时取药粉适量，用生姜汁调成糊状敷于脐部，并用3M医用防水贴覆盖固定。

（6）艾灸

1）艾灸：膈俞、胆俞、膏肓俞、足三里（均双侧）。

操作方法：以艾条灸治，每天1次，连续3天

2）隔姜灸：中脘、关元、天枢穴。

操作方法：中脘、关元、天枢穴定位后，消毒穴位，用生姜作为间隔物，鲜生姜切成约0.5cm片，上置艾炷，点燃施灸，艾

炷燃尽，除去再换上一艾炷再灸。每个穴位灸 2～3 炷，10～15 分钟，以局部皮肤红润不起泡为宜。

三、腹泻

1. 腹泻的发生机理

（1）化疗相关性腹泻（CTID）

化疗药引起腹泻主要有两种病理：一中是胃肠动力性障碍，另一种是化疗药造成肠黏膜损害。

导致腹泻的机理有三点：①肠黏膜损害，水分吸收障碍。②肠蠕动亢进，使肠内容物迅速排出。③肠黏膜分泌肠液亢进。

化疗药所致腹泻多属前两种原因。以 CPT–11 药物所致腹泻为严重，该药所致腹泻分为急性型和迟发型。急性腹泻在给药数小时后即发生，表现为流涎，面色潮红，腹泻腹痛等；迟发性腹泻多由于 CPT–11 代谢产物 SN–38 在肠内滞留使腹泻不断加重，加大消耗病人体力，中位发生日为第 5 日。

（2）化疗骨髓抑制所致的感染性腹泻

因骨髓抑制而致机体体抗力降低，造成肠道感染而致腹泻。

2. 评价腹泻程度标准

评价腹泻轻重度常用 Japan Clinical Oncology Group（JCOG）腹泻判断标准。

表 14　JCOG 腹泻判断标准

程度等级	腹泻表现
0	无
1	排便次数较治疗前每日多 2～3 次
2	每日排便 4～6 次，夜间腹泻，伴有腹痛
3	每日 7～9 次，腹痛加重
4	每日 10 次以上，有血性便

3. 常见引起腹泻的化疗药

常见引起腹泻的化疗药有 5 - FU、MTX、VP - 16、ADM、CPT - 11、DDP 等。CPT - 11 的腹泻作用具有剂量累积性，有临床观察报道，CPT - 11 25 ~ 40mg/(m² · d)，连续 5 天持续静脉滴注，出现 2 级以上腹泻的患者有 69%，发生腹泻的程度与 CPT - 11 的剂量大小有明显的相关性。Negoro 等报道，非小细胞肺癌 17 例病人静滴 CPT - 11 100mg/(m² · w)（持续 90 分钟），出现 2 级以上腹泻者占 41%。CPT - 11 引起腹泻主要与 CPT - 11 和代谢产物 SN - 38 有关，葡萄糖醛酸转移酶活性下降，使 SN - 38 转换 SN - 38 葡萄糖苷酸障碍而造成腹泻。

表 15   消化道癌化疗单药与联合方案引起腹泻不良反应

病种	化疗方案	总发生率（%）	Ⅲ ~ Ⅳ（%）	备注
结直肠癌	5 - FU（IV）	–	12	
	5 - FU（CIV）	–	6	
	5 - FU（IV）+ CF（IV）	38	0	
	5 - FU + HDLV	–	27	
	5 - FU + LDLV	–	10	
	5 - FU（CIV）+ LDLV	–	11	
	CPT - 11（IV）	82	32	
	CPT - 11（IV）	–	24	
	CPT - 11 + OXA（IV）	–	19	
直肠癌	5 - FU（IV）+ RT	–	14	RT：radiation
胃癌	FLAME	–	11	5 - FU/FA + ADM + MTX + POVP - 16
	5 - FU/CF + IFN - α	–	29	

4. 腹泻的治疗

化疗药对肠黏膜的直接损害、中性粒细胞减少导致肠道感染、抗生素的使用导致肠内菌群紊乱，都会产生腹泻，多以抗胃肠蠕动药为主对症治疗。

药物包括鞣酸蛋白、盐酸洛哌丁胺、善得定，疼痛严重时用东莨菪碱，必要时用抗菌药物。

腹泻严重者可能合并感染，需做粪培养检查。

2级以上腹泻立即停止化疗，如停止使用希罗达、替吉奥。

伊立替康相关腹泻：

1）早发型腹泻（<24h）：阿托品0.25mg皮下注射。既往有严重乙酰胆碱综合征的患者，预防性使用阿托品。

2）迟发型腹泻（>24h）：易蒙停（洛哌丁胺）用于伊立替康导致的迟发型腹泻，注意事项：①第一次出现稀便，大量饮用含电解质的饮料，给予高剂量的易蒙停（首次4mg，以后每2小时2mg），需持续到最后一次稀便结束后12h，中途不得更改剂量。②易蒙停不可以预防性给药，即使上一化疗周期出现迟发型腹泻。③奥曲肽可减少肠上皮细胞分泌水分及电解质。

5. 腹泻的预防与护理

腹泻指水分过多的粪便多次排泄，一般一日粪便重为200g以上。大便的形态与水分有关，当水分量为80%以下时是成形便，水分量80%~90%呈泥状便，水分90%以上呈水样便。

（1）观察方法

1）治疗前、中、后的大便形态和量。

2）评价腹泻程度（JCOG标准）。

3）腹泻伴随症状：食欲下降、腹痛、恶心、呕吐、口渴、肛周痛等。

4）全身症状：发热、倦怠感、表情淡漠、失眠、头晕、体重下降。

5）脱水状态：舌象、皮肤干燥、尿量减少、血压下降、脉数。

6）水分摄入、排出量记录。

7）检查血电解质及尿、粪常规。

（2）护理要点

1）心身安静和保温。

2）保持安静，减轻肠蠕动。腹部保温，缓解腹痛。安慰病人，减轻病人不安与紧张，心理镇静会减少肠蠕动和肠黏膜的分泌。

3）饮食方法：①腹泻严重时，以刺激性小、易消化的食物为宜，少食多餐。②进食少纤维食品为宜。③不饮用咖啡、红茶、冷饮，停止进食含乳糖、乙醇及高渗性食物，必要时禁食。④增加高钙食品。⑤补充水分，每日3000mL，必要时输液。

4）止泻药治疗：可以应用肠蠕动抑制剂、收涩剂、吸着剂、整肠剂等。

5）注意水、电解质及营养平衡。

6）正常的皮肤对人体有保护功能，经皮脂腺、汗腺分泌的油脂可形成皮肤保护膜，使皮肤呈弱酸性，有防御细菌感染的作用。但腹泻时肛周皮肤失去这种"保护层"，易出现感染和糜烂。对此应采用以下三点防护：①每日2~3次温水冲洗肛周。②减轻局部物理性摩擦。③必要时使用防水的保护膜贴在肛周，防止粪便刺激和感染。

6. 中医防治

（1）病因病机

中医学认为，化疗药物为有毒性药物，其治疗肿瘤的同时，亦损伤机体正气，作用于中焦，损伤中焦阳气，致脾胃升降失调,清气不升,浊气不降,清浊不分,并走大肠,大肠传导失司而成泄泻。尤其是伊立替康所造成的腹泻,中医辨证多属脾胃气虚、水气内停,中焦寒湿痞证。

（2）治则治法

根据其病机,治疗当用辛开之品,辛开苦降,苦借辛开,燥湿之中可使湿不得伏而溃散,寒借辛散,清热之中可使热不得结而消散,辛温与苦寒相合,不仅可使苦寒之药充分发挥作用,更可使中焦气机调达畅和,促邪有出路而不得壅阻。正如《临证指南医案》所云:"苦寒能清热除湿,辛通能开气泄浊。"病中有虚,专用苦寒辛温,苦易损气,寒易伤气,辛易散气,温易耗气。因此,在用苦寒辛温之品的同时,必用甘品以调之、益之,使祛邪之际兼顾扶正,并使苦寒辛温之品助正气以充分显示效应,以达愈疾之目的。

（3）辨证论治

化疗药引起的腹泻中医辨证为脾虚湿泻或湿热泄泻。

1）脾虚湿泻

证候:泻下稀便或水样便,倦怠乏力,口淡,苔白腻或薄白,脉细。

治法:健脾益气,利湿止泻。

方药:参苓白术散加减。党参6g,茯苓9g,白术9g,扁豆9g,炒陈皮6g,山药20g,砂仁6g,白芍12g,炒薏苡仁30g,羌活6g,川芎4g,水煎服。

2）湿热泄泻

证候:便下赤白,里急后重,口黏苦,苔黄或黄腻,脉数。

治法:清利湿热止泻。

方药:葛根芩连汤加减。煨葛根12g,黄芩6g,黄连2g,茯苓15g,白芍12g,当归9g,陈皮9g,白头翁12g,丹皮9g,水煎服。

加减：无论脾虚湿泻还是湿热泄泻，腹泻次数每日达十余次者，可酌加罂粟壳9g，肉豆蔻12g。

（4）经验方

1）半夏泻心汤加减：半夏10g，黄芩10g，黄连10g，干姜10g，人参10g，甘草6g，大枣6g，黄芪15g，炒白术15g，罂粟壳12g，肉豆蔻9g。上述药物水煎400mL，化疗的同时服用，化疗结束后坚持用2周。

2）生姜泻心汤加减：生姜12g，党参9g，干姜3g，黄芩9g，黄连3g，半夏9g，大枣12g，甘草9g。上述药物水煎400mL，化疗的同时服用，化疗结束后坚持用2周。

3）中日友好医院肿瘤科验方：代赭石20g，干姜10g，党参20g，肉豆蔻10g，山茱萸10g，炒白术15g，诃子6g，补骨脂10g，鸡内金10g，当归12g，生甘草5g。上述药物水煎400mL，化疗的同时服用，化疗结束后坚持用2周。

四、便秘

1. 便秘的发生机理

一些抗癌化疗药会引起便秘，甚至肠梗阻。便秘是指肠内粪便通过迟缓，停滞在肠内，造成排便困难，其症状特征是排便次数减少、大便干燥、排便时吃力、便后有残留感。

便秘发生机理：①粪便在肠内通过障碍。②胃肠反射减弱。③排便反射减弱。④排便动作困难。⑤排便意识障碍。

可以引起便秘的化疗药有长春花生物碱（长春新碱、长春碱、长春酰胺、长春瑞滨）、依托泊苷和顺铂。其他如多西他赛、米托蒽醌等也有报告。

主要损伤末梢神经和交感神经，便秘常伴有腹痛、尿频、体位低血压，甚至会引起肠梗阻、肠麻痹。化疗前有便秘习惯者更易引起便秘。

2. 便秘的预防及护理

（1）观察方法

1）排便习惯的改变，如粪便的性状、量、次数。

2）便秘伴随症状，消化道症状，如食欲下降、腹痛、腹胀、恶心、呕吐、口臭、舌苔厚腻；全身症状，如不安、失眠、焦虑、头痛。

3）进食饮水的量。

4）活动量。

5）生活方式，服用的药物，如化疗药或其他药物，控制使用 $5-HT_3$ 受体拮抗剂的次数。

6）患者采用排便的方式。

（2）护理要点

1）病人起床、站立注意要缓慢，防止头晕摔倒。

2）保持安静环境，限制剧烈活动，预防便秘。

3）身体要保暖，每日可用热水泡脚。

4）注意日常生活，预防病情变化和意外事故。

5）食疗：多食高蛋白食品及含铁和维生素 B_6、B_{12}、C 丰富的食品。

（3）护理方法

1）改善排便习惯。

2）调节生活习惯。

3）缓解病人不安紧张的心理。

4）每天在一定时间试排便。胃肠反射最敏感的时间是在早餐后，可在此时间试排大便，养成好习惯。

5）避免自己抑制排便。在化疗时病人体力弱，常因倦怠不去厕所排便，或因肛裂痛苦抑制排便。这种自我抑制会引起排便意识阈值上升，生理条件反射减弱，延长粪便在肠内滞留时间，水分吸收过多，使粪便变硬而难以排出。在床上排便的病人要解除病人的羞耻感和对他人的顾虑等心理障碍，有痔疮和肛裂者要保持肛门清洁，尽早请肛肠科医生治疗，解除便秘的原发病因。

3. 防治方法

（1）食疗

劝病人多饮水，牛奶、粗纤维食物会促进胃肠反射，蜂蜜、脂肪类食物、香蕉等食品是肠道润滑剂。

（2）治疗便秘的体操、按摩、穴位指压和适当的运动能反射性促进肠蠕动加强，改善便秘症状。运动中交感神经兴奋，抑制肠蠕动，但运动后副交感神经兴奋促进肠蠕动，特别是步行运动是很好的改善便秘的运动方式。

（3）在床上可做简单运动，平卧→屈膝→双手抱膝→头部靠近双膝，反复多次练习。

反复由座位站起，会使大肠蠕动加强。

（4）药物治疗，可服用通便灵、四磨汤、麻仁润肠丸、果导片等。

（5）开塞露灌肠。

4. 中医防治

（1）病因病机

中医学认为，便秘属腑气不通，大肠传导失司。肿瘤患者因脏腑功能减退，气血阴阳亏虚，加之化疗药物损伤脾胃，往往导致肠道运化失司，传导无力，故肿瘤病人的便秘为虚实夹杂之证，以虚为本，以标为实。

（2）治则治法

早期肿瘤患者正气尚存，可以攻积泻下治标为主，辅以益气养阴之法；晚期肿瘤患者，尤其是老年患者，治疗应以益气养血、养阴增液为主，辅以行气通腑。

（3）经验方

1）增液承气汤加减：玄参15g，生地20g，麦冬15g，瓜蒌仁5g，杏仁10g，桃仁5g，厚朴10g，枳壳10g，玄明粉12g（冲）。水煎服。

2）番泻叶20g，天花粉5g，开水冲泡频服。

（4）中成药

麻仁润肠丸：润肠通便。口服，每次1丸，每日2次。

通便灵：泄热导滞，润肠通便。口服，每次1丸，每日2次。

苁蓉润肠口服液：滋阴生津，润肠通便。口服，每次10~20mL，每日2次，早晚分服。

（5）中医外治

1）消胀散敷脐+择时穴位按压

药物组成：黄芪、大黄、莱菔子、附子、麝香等。

使用方法：清洁脐部后，以消胀散敷脐，每3天更换1次。根据子午流注，卯时（5：00~7：00）大肠主时，主管全身气血流行，指导患者指压气海、天枢、曲池、神阙穴，每穴各持续1分钟，重复3~5次。

注意事项：脐部出现过敏反应应停用。

2）中药保留灌肠（福建省肿瘤医院方）

药物组成：芒硝12g，生大黄20g（后下），枳实15g，厚朴15g，蒲公英15g，赤芍10g，甘草6g。

使用方法：上述中药水煎去渣取液200mL，将药液温度调至39℃~41℃。将制备好的中药倒入可调节的灌肠装置，连接16号单硅胶导尿管，患者每日午饭后 2 小时排空小便，取左侧卧位屈膝，臀下垫 10cm 软枕，将导尿管前端涂液状石蜡后轻轻插入肛门 20～25cm，用胶布固定在一侧臀部，打开调节开关缓缓灌入药液，25 分钟左右灌完，灌完后拔管，清洁肛周，保留 30～60 分钟，每日 1 次，连续 7 天。

注意事项：操作动作轻柔；注意插入管道要足够深，避免液体直接刺激直肠而引起排便反射。

（6）针刺穴位

常用大肠俞、中脘、天枢、大巨、三阴交、足三里、合谷等，可配合针刺支沟、足三里，用泻法。或左腹结皮下埋针。

第四节　肺毒性

化疗药物性肺损伤主要分为三种，即通透性肺水肿、肺嗜酸细胞浸润（pulmonary infiltraion with eosinophilia，PLE）和间质性肺炎（肺纤维化），其中主要以间质性肺炎为多见。

有肺毒性的抗癌化疗药有博莱霉素（bleomycin）、丝裂霉素（mitomyinc，MMC）、卡莫司汀（carmustine）、阿糖胞苷（Ara - C）、氨甲蝶啶（MTX）等。能诱发呼吸窘迫综合征（ARDS）的化疗药有白细胞介素 - 2（IL - 2）、丝裂霉素（MMC）、环己亚硝脲（BCNU）、氨甲蝶呤（MTX）、阿霉素（ADM）＋放疗、环磷酰胺（CTX）＋放疗、长春酰胺（VDS）＋丝裂霉素（MMC）、6 - 巯基嘌呤（6 - MP）等。

一、肺毒性的病理及临床表现

化疗药物的肺毒性多是间质性肺炎，一般特发性间质性肺炎最为常见，即呈现肺泡弥散性功能损害（DAD），炎性细胞浸润，血管内皮损伤，间质水肿，最终发展至肺纤维化，甚至发生呼吸窘迫综合征。

临床症状多种多样，多见亚急性表现，如发热、咳嗽、进行呼吸困难、心率过速，胸部听诊可闻及两肺下野细小的啰音，血气分析显示低氧血症和呼吸性碱中毒，X线胸片见典型的肺间质性改变，或有胸水，或有结节影。即使无症状，也可经X线胸片检查早期发现。

除抗癌药可致肺毒性外，肺内感染、肺癌细胞对正常肺组织的浸润及非化疗药治疗也可导致肺损伤。因此，确认肺毒性的原因，要多方面分析考虑，注意肺毒性不是化疗药的特有反应。

化疗药物和靶向药物相关的间质性肺炎应该与免疫相关的间质性肺炎相鉴别，以免误诊，因此，要完善免疫学检查、抗核抗体检查、类风湿因子检查。为了明确继发性或者特发性间质性肺炎，必要时可行气管肺泡灌洗术、纤维支气管镜肺活检、胸腔镜活检。并发间质性肺炎后，可行胸部CT检查、肺功能检查和血气分析检查，了解肺部病变范围和严重程度。并发肺部感染时，积极选用相应抗生素抗感染。

血气分析可见动脉血低氧血症和高碳酸血症，肺功能检查显示弥散功能降低及限制性肺病变，胸部X线可见肺弥漫性间质性病变及肺底片状浸润。

化疗药物及靶向药物引起的间质性肺炎早期诊断比较困难，要与肺部机会感染、肿瘤浸润鉴别。凡是老年、肺功能不良、慢性支气管炎及曾接受过胸部放疗的病人，应尽量避免选择有肺毒性的药物，同时注意药物的累计总量，用药期间密切观察肺部症状和体征，并做胸部X线检查，一旦确诊，应尽早停药，并予相应处理。

抗癌药物引起的肺损害按病变性质主要可以分为以下两类：

1. 弥漫性间质损害（化疗间质性肺炎）

（1）肺嗜酸性粒细胞浸润综合征

属于过敏反应，表现为弥漫性间质性肺炎，临床见于博莱霉素、甲氨蝶呤、丙卡巴肼。在用药数小时内急性发作，一般表现为呼吸困难、干咳、发热。血常规检查见嗜酸粒增多，X线检查表现为两肺间质浸润，多见双侧弥漫性斑点状病变，呈"外向型分布"。一般预后尚好，停止化疗、给予糖皮质激素、抗过敏后，症状可迅速消退。

（2）间质性肺炎、肺纤维化

几乎见于所有导致肺损害的药物，常潜在性发病，停药后症状呈进行性不可逆加重。典型症状表现为活动后呼吸困难、干咳、疲劳及不适。听诊可闻及呼吸末捻发音。X线检查早期可以无明显异常，病情发展可见弥漫性网状结节阴影，甚至胸腔积液。预后较差，常死于周围性呼吸衰竭或合并肺部感染。

2. 非心源性肺水肿

主要由于肺血管内皮损害，血管通透性升高而致，可由药物直接损害及机体过敏反应引起。临床上较少见，可由阿糖胞苷、替尼泊苷、甲氨蝶呤、环磷酰胺等导致。临床表现为气促、呼吸困难、肺底闻及捻发音，X线检查表现为弥漫性肺炎和网状浸润。预后不定。

二、引起肺毒性的化疗药

1. 博莱霉素

博莱霉素（平阳霉素，bleomxcin，BLMC）在肺组织和鳞状上皮细胞中浓度最高，是引起慢性肺损坏的主要药物。它可以抑制DNA、RNA及蛋白质合成，治疗后可以引起肺炎样病变，肺实质内纤维蛋白渗出，透明膜形成，最终导致肺泡与间质纤维化。

博莱霉素导致肺损坏的发生率为 2% ~ 40%。用药中每 3 个月应做一次肺功能检查及 X 线检查。博莱霉素导致肺毒性多以肺泡弥散性功能损害开始，逐渐发展成肺纤维化。当用量超过 450mg 时，其肺毒性出现率增高。博莱霉素导致肺毒性的高危险因素包括年龄超过 70 岁、总用量超过 450mg、非何杰金恶性淋巴瘤、胸部放疗、高浓度吸氧、肾功能障碍、静脉化疗等。

发病时已多由急性转成慢性，X 线胸片见间质性肺炎发展成肺纤维化。诊断时要参考肺功能检查结果。对此治疗尚未有特效药物，常以大量肾上腺皮质激素缓解症状。肺毒性出现提示预后不良，约有 50% 的博莱霉素用药者产生肺毒性不良反应，因肺毒性而死亡者占 1% ~ 2%。

另有 Lei 等学者报道，BLM 与 G – CSF 合用会增加肺毒性的出现率，原因不清，有待进一步临床观察。

2. 丝裂霉素

丝裂霉素（MMC）主要通过类脂质过氧化导致肺损伤，常见间质性肺炎和肺水肿，其发生率为 3% ~ 36%，与用量关系不明显。联合环磷酰胺（CTX）、放疗、吸氧等会增加肺毒性出现率。发病多在用药后 3 ~ 6 个月。常从间质性肺炎发展至肺纤维化，常并发胸腔积液，其程度较博莱霉素肺毒性弱，用激素治疗效果较好，但预后仍不良。

3. 环己亚硝脲

环己亚硝脲（BCNU）的肺毒性主要是阻碍肺泡壁细胞谷胱甘肽还原酶和损伤肺血管内皮细胞。其发生率与用量有关，当用到 $900 \sim 1200 mg/m^2$ 时，发生率 2%；$1000 \sim 1500 mg/m^2$ 时，发生率 30% ~ 50%。但当与大剂量环磷酰胺（CTX）等化疗药联合时，即使小剂量（$60 \sim 75 mg/m^2$）也常见肺毒性出现。激素治疗效果不佳，预后不良。

4. 氨甲蝶呤

氨甲蝶呤（MTX）可引起急性肺损害，发生率为 3% ~ 8%，多属于过敏反应。发生率与单次剂量无关，与给药频率相关，每天、每周分散用药比每 2 ~ 4 周集中用药更易于发病，并用环磷酰胺可能增加发病率。MTX 肺毒性主要表现为弥散性肺泡损害、肺水肿、间质性肺炎、嗜酸性粒细胞增多性肺浸润综合征、过敏反应等，原因不清。无论口服还是静脉给药都会导致肺毒性，最终发展为呼吸窘迫综合征。常急性起病，症状有干咳、气促、全身不适。有时有发热、头痛，75% 伴有嗜酸性粒细胞增高。可伴有肺外征象，如口腔炎、皮疹、肝大。一般预后较好，病死率约 1%。治疗包括停用该药，应用糖皮质激素可以缩短病程。

5. 阿糖胞苷

阿糖胞苷（Ara - C）肺毒性与用量有关，有 16% 应用者出现呼吸窘迫综合征，死亡率 10%。大量激素治疗有效。白血病患者用阿糖胞苷时 33% 有肺部损害，多发生于用药 30 天以内。临床表现有呼吸急促、低氧血症。肺水肿的发生频率仅与最近是否用过阿糖胞苷有关，而与接受的总剂量无关。

6. 伊立替康

伊立替康（CPT - 11）与其他化疗药相同，应用后会发生间质性肺炎、肺纤维化，机理不清。

Masuda 报道，进展期非小细胞肺癌 16 例，每周用 CPT - 11 100mg/m^2 静脉滴注，出现 WHO3 级以上肺毒性者占 13%。日本学者临床观察 CPT - 11 肺毒性出现率约 2.66%（10/376）。激素治疗效果不佳。另外血象抑制、腹泻等副作用也很严重。患间质性肺炎、肺纤维化的病例禁用 CPT - 11。

7. 紫杉醇

紫杉醇（taxol）肺毒性主要是过敏反应，表现呼吸困难、气道痉挛。另外有间质性肺炎出现的报道。横田报道，紫杉醇 210mg/m² 静脉滴注（3 小时），60 例中有 1 例过敏，4 例出现间质性肺炎。

8. 其他

有报道称使用 TKI（吉非替尼、厄洛替尼、索拉非尼、苏尼替尼、甲磺酸伊马替尼片等）可以并发间质性肺炎。

三、肺毒性的治疗

一旦发现肺毒性，首先是停药，并积极应用肾上腺皮质激素和对症治疗，包括吸氧和平喘。泼尼松 1mg/（kg·d），连续使用 1~2 周，稳定后逐渐减量。氨茶碱 0.25g 加入生理盐水 100mL 中静脉滴注。免疫抑制药（硫唑嘌呤）、纤维化抑制药（青霉胺、氯喹）都可以试用，但是其治疗疗效尚不够确切。使用广谱强力的抗生素，用于预防感染和继发性细菌感染的治疗，三代头孢菌素疗效确切，副作用少，常作为首选。

化疗药肺毒性与血象抑制同样易于发生。治疗没有特效药，主要用肾上腺皮质激素治疗，其疗效不一，但预后都是不良。间质纤维化较轻，主要以炎性细胞浸润为主的情况下，激素治疗效果较好，纤维化已形成，激素治疗不佳，所以应以预防为主。

四、中医防治

1. 辨证论治

化疗药肺损伤属虚实夹杂之证，药毒伤及肺之气阴，阴伤则肺燥而热生，燥热可炼液为痰，加之肺气受伤，故形成痰热蕴肺、气阴两伤之证。中医药在防治化疗药物引起肺脏毒性方面可起重要作用。

常用治法为益气养阴、清热润肺、活血化瘀。汤剂选用北沙参 12 ~ 15g, 麦冬 6 ~ 9g, 百合 15 ~ 20g, 川贝 9 ~ 12g, 白芍 9 ~ 12g, 当归 6g, 前胡 9 ~ 12g, 杏仁 6 ~ 9g, 丹皮 9 ~ 12g, 党参 6 ~ 9g, 炒陈皮 6 ~ 9g, 黄芩 6 ~ 9g, 薏苡仁 15 ~ 30g。胸闷甚, 加瓜蒌皮 12 ~ 15g, 桔梗 10g; 咳甚、气急、咳欲小便者加沉香 3g (研末冲服)、补骨脂 10g。

2. 中成药

养阴清肺糖浆, 口服, 每次 20mL, 每日 2 次。

香丹注射液, 静脉滴注, 每次 20 ~ 30mL。

痰热清注射液, 静脉滴注, 每天 20mL。

平肺口服液, 口服, 每次 10mL, 每日 2 次。

第五节　心脏毒性

多数抗癌药有血液抑制、消化道毒性、肾毒性、神经毒性等多脏器毒性作用。心脏毒性是其中之一, 导致心脏毒性的代表药主要是蒽环类抗癌药, 如阿霉素等。对心脏毒性小的化疗药有博莱霉素 (BLM)、丝裂霉素 (MML)、环磷酰胺 (CTX)、顺铂 (DDP)、氟尿嘧啶 (5 – FU)、氨甲蝶呤 (MTX)、长春新碱 (VCR)、足叶乙苷 (VP – 16), 其心脏毒性依次递减。

一、心脏毒性产生机理与诊断

心脏毒性发生机理不十分清楚, 但与心肌细胞 DNA 损伤有关, 另外, 细胞膜 Ca^{2+} 代谢障碍, 辅酶 Q_{10} 消耗, 以及一些自由基的出现, 影响心肌细胞功能。David 报道, 对阿霉素 (ADM) 给药后 30 例病人进行心肌细胞活检, 发现心肌中 ADM 及其代谢产物浓度比骨骼肌和平滑肌明显高, 并长期残存。

蒽环类药物引起心脏毒性的可能机制: ①药物在心肌细胞内

产生氧自由基，对其产生毒害作用；②在用药过程中，肿瘤细胞释放某些因子（如 IL-2、TNF-2α），使心肌受损；③药物抑制与心肌纤维生长有关的基因表达。

诊断主要以病史、心电图、心肌酶谱为依据。Yamashita 等研究显示，血中内皮素（endothelin-1）浓度上升可作为最终诊断依据，对此治疗没有特效药。维生素 E、FDP、ICRE-187 可预防心脏毒性，中药黄芪、丹参等一些抗氧化、抗自由基药可有预防治疗作用。

二、有心脏毒性的代表化疗药

1. 蒽环类化疗药

如阿霉素（多柔比星，ADM）、表阿霉素（表柔比星，EPI）、吡喃阿霉素（吡柔比星，THP）、米托蒽醌等。

ADM 是心脏毒性代表药物，与用量有关，一般每 3 周用药 1 次，累积用量达 $550mg/m^2$ 以下，心脏毒性发生率 0.1%～1.2%，超过 $550mg/m^2$ 时，发生率明显增多，当增至 $1000mg/m^2$ 时，心脏毒性发生率为 50% 以上。Weiss 报道阿霉素每周小剂量用药可增加至 $900～1200mg/m^2$。

此外造成心脏毒性的易发因素包括既往有纵隔放疗史、既往有心脏疾患、高龄（70 岁以上）、营养不良、与其他抗癌药（BLM、VCR、MMC）并用等。

临床症状表现为心率增快、呼吸困难、咳嗽、颈静脉怒张、双肺啰音、肝淤血、心室肥大及充血性心衰等。阿霉素不仅有与剂量有关的心脏毒性，也可导致与剂量无关的心功能不全。

（1）急性反应

ADM 给药后数小时出现心律不齐、期前收缩、房颤、ST-T 段下降、T 波倒置等，出现率 6%～40%，报道各不相同。这种急性反应与 ADM 用药量无关。

（2）亚急性反应

ADM 给药后数日或数周后出现，多见中毒性心肌炎或心膜炎等症状。

（3）慢性反应

ADM 给药后数周或数月才出现，与给药总量有关。ADM 的心脏慢性毒性主要是心肌受损最终导致充血性心衰，心肌的病理学变化表现为心室肥大、间质纤维化、心肌细胞损伤等。

2. 紫杉醇、多西紫杉醇

紫杉醇心脏毒性常见心律不齐，多为一过性无症状性期前收缩。有人报道用紫杉醇约 29% 病例会出现一过性期前收缩，甚者出现心房传导阻滞，另有心肌缺血、心肌梗死、心房纤颤也会出现。

3. 环磷酰胺、氟尿嘧啶

大剂量使用时常出现心脏毒性。

4. 靶向治疗药

如曲妥珠单抗、利妥昔单抗等。

三、心脏毒性的防治

目前，对心肌毒性治疗尚未有较有效药物，临床上多用 1,6 - 二磷酸果糖（FDP）等做预防治疗，如果症状出现，应按心功能不全治疗，对病人应考虑个体危险因素，减少化疗药心脏毒性的出现。目前 FDP 常见用法为 $5 \sim 10g$，静脉注射，每日 2 次。

1. 蒽环类

本类药物心脏毒性为剂量累积性，预防措施如下：

（1）多柔比星累积剂量应 $< 400 \sim 500 mg/m^2$，米托蒽醌累积剂量应 $< 140 \sim 160 mg/m^2$，表柔比星累积剂量应 $< 900 mg/m^2$，随

着剂量的增加，心力衰竭的发生率有所增加。

（2）危险因素包括高龄（年龄＞70岁）、纵隔放射治疗史、冠心病、心肌病、高血压病。

（3）使用脂质体多柔比星。

（4）与紫杉醇合用时，两者间隔最好在4～24小时。

（5）每月检测一次左室射血分数，当LVEF＜50%或者较基线下降10%时停药。

（6）解救药物

1）1，6-二磷酸果糖（FDP）：5～10g，静脉滴注，每日2次。

2）右雷佐生：在使用多柔比星30分钟前使用，用量为多柔比星剂量的10倍，最大耐受量750mg/m²。

3）右丙亚胺：需用0.167mol/L乳酸钠25mL配成溶液，缓慢静脉推注或转移入输液袋内，30分钟后方可给予阿霉素。

4）氨磷汀（阿米福汀）：可消除自由基，使细胞毒药物失活，减少细胞对溶解氧的利用度，灭活反应簇，促进DNA的损伤修复。

5）心力衰竭后解救措施：低盐饮食，记24小时出入量，绝对卧床休息，测中心静脉压（血流动力学不稳定时），应用地高辛（根据病情调整洋地黄用量，注意洋地黄中毒），根据心功能情况使用利尿剂、ACEI、β受体阻滞剂等。

2. 其他心脏毒性药物

（1）紫杉醇

合用顺铂、蒽环类药物加重心脏毒性反应；抗癌治疗可能激发原先存在的心脏病。

（2）环磷酰胺和异环磷酰胺

通常剂量下很少有心脏副作用，当一个疗程内总剂量超过

$1000mg/m^2$ 时，轻者仅有一过性心电图变化和无症状的酶学改变，重者发生心包炎、心肌梗死。有纵隔放疗史、蒽醌类药物用药史者，更易发生心脏毒性。本药无剂量累积毒性。

（3）氟尿嘧啶

集中表现在心肌缺血，尤其在持续性输注的患者中，其发生率为 $1\% \sim 4.5\%$，偶有心绞痛、心肌梗死的报道；房颤、室颤可发生在给药后 3～18 小时。原先有心脏病史者，发生率增加到 4.5%。长效硝酸甘油、钙通道阻滞药有预防心脏毒性的作用。

（4）曲妥珠单抗

1）避免高龄使用。

2）避免联合蒽环类药物。

3）如果使用蒽环类药物，则先用蒽环类的方案，后用曲妥珠单抗，并严密监测。停用曲妥珠单抗 22 周内避免蒽环类药物的治疗。

4）左室射血分数正常时才用曲妥珠单抗。

5）该药引起的心脏毒性为可逆性，与剂量大小无关。

四、心脏毒性的中医防治

化疗药物毒性大，损伤人体正气，加之肿瘤患者瘤毒内耗及气血乏源，使心之气血两亏，日久则血运不畅，而成气血两虚，心脉瘀阻。治当益气养血，化瘀安神。常用中成药如下：

复方丹参滴丸：口服，每次 5～10 粒，每日 3 次。

乐脉颗粒：口服，每次 1～2 袋，每日 2 次。

参麦注射液：静脉滴注，每日 50～100mL。

香丹注射液：静脉滴注，每日 20～30mL。

生脉饮口服液：口服，一次 10mL，每日 3 次。

第六节　肝胆毒性

有较多的抗肿瘤药物在长期或大剂量应用时对肝功能有损害，主要为中毒性肝炎、肝纤维化及静脉闭塞性疾病。这些药物包括阿糖胞苷、鬼臼乙叉碱、6-巯基嘌呤、长春新碱、L-门冬酰胺酶、光辉霉素、链脲霉素、氮烯咪胺、硫鸟嘌呤、放线菌素 D、白消胺、环磷酰胺、丝裂霉素、亚硝脲类。

一、肝胆毒性的临床表现

急性而短暂的药物性肝损害，包括坏死和炎症；慢性药物性肝损害，包括纤维化、脂肪变性、肉芽肿形成、嗜酸性粒细胞浸润，临床上表现为肝功异常、肝区疼痛、肝脏肿大、黄疸。

L-门冬酰胺酶、大剂量氯乙亚硝脲、阿糖胞苷、鬼臼乙叉碱、6-巯基嘌呤、claziquone、大剂量甲氨蝶呤、光辉霉素、长春新碱及链脲霉素等可导致谷草转氨酶、谷丙转氨酶、血清胆红素升高。6-巯基嘌呤常可引起胆汁淤积性黄疸，偶见肝坏死。L-门冬酰胺酶不论方案与剂量如何，其肝功能异常是最广泛的，除以上反应外，还包括肝蛋白质合成障碍及凝血机制障碍，出现低蛋白血症、低胆固醇血症及凝血时间延长、肝脂肪变性，表现为黄疸、全身无力及水肿、厌油腻、肝区不适等。

甲氨蝶呤长期应用可致肝纤维化，最终出现肝硬化，大剂量冲击疗法更易发生肝纤维化，但间歇给药可避免产生慢性肝脏毒性。

氮烯咪胺、6-巯基嘌呤、硫鸟嘌呤等药物可使肝静脉内皮细胞受损、血栓形成和肝细胞坏死，导致静脉闭塞性疾病，临床表现为血清肝酶显著增高、腹水、肝肿大、肝性脑病。此外放线菌素 D 和长春新碱联用，尤其是放线菌素 D 单次给药而不是分成 5 天给药时，也可引起该病。应用骨髓移植术、大剂量使用环磷酰胺、丝裂霉素、氯乙亚硝脲、白消安时，也可产生静脉闭塞性疾病。

肝动脉插管灌注丝裂霉素、甲氨蝶呤、5 - 氟尿嘧啶时，因药物浓度提高，使肝损害更加明显，出现更加迅速。

紫杉醇具有剂量依赖性的肝脏毒性，在使用剂量 $200\mathrm{mg/m^2}$ 以下的时候，10% 的患者有肝脏毒性，增加剂量以后可以达到 30%。

大剂量的顺铂、卡铂、奥沙利铂可以引发胆汁淤积和诱发肝细胞坏死。

吉西他滨引发 65% 的患者转氨酶升高，也有急性重型肝炎、暴发性肝衰竭的报道。

生物制剂如干扰素可以引发一过性的转氨酶升高；白细胞介素 2 可以引发肝脏内的胆汁淤积，停药以后可以缓解。

内分泌治疗如他莫昔芬与脂肪肝、转氨酶升高有关，但是很少出现肝硬化；氟他胺可以引发胆红素、转氨酶的升高，曾有出现致死性肝脏坏死报道。

二、肝胆毒性的防治

1. 药物性肝损坏的治疗原则

（1）化疗前、中、后期定期查肝功能，及早发现，及早治疗，既往肝功能不好的患者禁用或慎用对肝脏损害大的化疗药，不宜长期连续应用化疗药。

（2）化疗期间可预防性选用肝泰乐 0.1～0.2g，每日 3 次；肌苷 0.2～0.6g，每日 3 次；复方益肝灵 4 片，每日 3 次；肝得健 0.6g，每日 3 次；甘利欣 150mg，每日 3 次。

（3）若肝脏损害严重，血清谷丙转氨酶超过200U/L，胆红素超过50mg/L时立即停止化疗，并尽快停用引起肝损伤的药物或可疑药物。肝损害急性期宜卧床休息，以清淡饮食为主；恢复期可给予高蛋白、高维生素、低脂肪饮食。可静脉给药，如阿拓莫兰注射液等。

（4）使用解毒剂促进有害物质的代谢和清除

（5）肝坏死、肝硬化的治疗可参考重症肝炎的治疗。化疗时又进行肝区照射，应特别注意按时检查肝功能，及时调整化疗药物剂量。

表16　合并肝功能障碍患者的药物使用剂量

胆红素（mg/dL）/GOT（IU/L）	阿霉素	柔红霉素	长春花碱、长春新碱、鬼臼乙叉碱	环磷酰胺、甲氨蝶呤	5-氟尿嘧啶
<1.5/<60	100%	100%	100%	100%	100%
1.5~3.0/60~180	50%	75%	50%	100%	100%
3.1~5.0/>180	25%	50%	0	75%	100%
>5.0	0	0	0	0	0

（Perry MC：化疗之源丛书，1992）

2. 常用保肝药物分类

（1）降酶为主

甘草酸制剂（包括甘草酸单铵、复方甘草甜素片、甘草酸二铵、异甘草酸镁、甘草甜素）、双黄醇、联苯双酯、垂盆草、齐墩果酸（女贞子提取物）、山豆根等。

（2）肝脏解毒

还原性谷胱甘肽（解毒、抗过氧化物、**抗**自由基）、肝泰乐、硫普罗宁（解毒保肝、清除自由基）。

（3）稳定肝细胞膜

多烯磷脂酰胆碱（修复生物膜）、水飞蓟制剂。

（4）退黄为主

甘草酸制剂、腺苷蛋氨酸（改善肝细胞膜流动性、保护细胞骨架、增加肝脏解毒物质、抗炎症介质、细胞因子）、门冬氨酸钾镁、茵栀黄注射液（口服液）、苦黄注射液、苦参碱注射液等。

（5）维生素类

维生素 B 族、C、E、K 等。

（6）改善微循环

前列腺素 E_1、山莨菪碱、丹参注射液等。

（7）促进能量代谢

如 ATP、辅酶 A、FDP 等。

（8）促进肝细胞再生

如促肝细胞生长素。

（9）其他

熊去氧胆酸可促进胆汁酸转运，促进胆石溶解和排出。

3. 化疗中肝损害时保肝药物的使用

（1）仅有轻度 ALT、AST 升高

使用 1~2 种口服降酶保肝药，如联苯双酯、甘草酸制剂。

（2）中重度 ALT、AST 升高或伴有胆红素升高

建议静脉给药通道，联合使用 2~3 种退黄、降酶、解毒、改善肝脏微循环的药物，如甘草类 + 还原性谷胱甘肽 + 硫普罗宁。胆红素升高导致黄疸者，加用腺苷蛋氨酸。

（3）并发肝衰竭

采用人工肝、人工肾清除药物，并使用特殊解毒剂。

4. 使用保肝药物的注意事项

（1）注意保肝药物自身的副作用，如甘草类，有水钠潴留的副作用，高血压者慎用。

（2）保肝药物有可能干扰化疗效果，如还原性谷胱甘肽，建

议不要与化疗药物同时使用。

（3）如化疗时已发生肝损害，抗癌药物应减量，甚至停药。

5. 乙肝病毒筛查

乙肝病毒筛查是化疗、免疫抑制剂、靶向治疗前的常规检查项目，对于 HBsAg 阳性者，即使 HBVDNA 阴性、ALT 正常，也要在治疗前 1 周开始服用拉米夫定，每次 100mg，每日 1 次，抗病毒治疗应持续至化疗结束后至少 12 周。对拉米夫定耐药者，改用核苷酸类似物，如阿德福韦酯，每次 10mg，每日 1 次，或恩替卡韦，每次 0.5mg，每日 1 次，或替比夫定，每次 600mg，每日 1 次。核苷酸类似物停用后可能出现复发，甚至病情恶化，应十分注意。

三、中医防治

中医认为，外受化学药物所伤，肝胆气机逆乱，疏泄失调，湿浊内生，湿郁化热，湿热互结阻滞肝胆，胆液不循常道，随血泛溢引起目黄、身黄、尿黄等临床表现。治当疏肝利胆，清热利湿。

1. 汤剂

中药汤剂可选用颜德馨教授经验方：水牛角 30g（锉末吞服），泽兰 15g，四川金钱草 30g，土茯苓 30g，平地木 30g，败酱草 15g，水煎服。气滞甚者加沉香 3g，川楝子 10g，大腹皮 10g，枳壳 10g，广木香 6g；瘀血明显者加丹参 10g，桃仁 6g，郁金 10g，红花 10g，赤芍 10g，延胡索 15g，茯苓 15g，生苡仁 30g；热重加银花 15g，黑山栀 10g，夏枯草 10g，蒲公英 20g；热毒甚者选用白花蛇舌草 20g，龙葵 20g，蜀羊泉 15g，蛇莓 15g，石打穿 15g，半枝莲 15g，草河车 15g。

出现肝硬化，早期未出现静脉曲张症者，可用炒枳实 6g，川白术 6g，香附 9g，莱菔子 9g，大腹皮 9g，鸡内金 9g，白芍 12g，水煎服。

中晚期见两胁痞块坚硬，腹水明显，青筋暴露，身体衰弱者，可选用炙鳖甲12g，生牡蛎12g（先煎），红人参4.5g（另煎），青皮9g，枳壳9g，莪术6g，三棱6g，鸡内金9g，茯苓12g，赤芍9g，泽泻9g，水煎服。脾肾阳虚甚者，出现阳痿，肢冷，便溏，无力，加黄芪60g，白术30g，炮附片9g，干姜3g，肉桂9g。

2. 中成药

（1）应用甲氨蝶呤等化疗药时

茵连清肝口服液，口服，每次1支，每日2次。

丹栀逍遥丸，口服，每次1丸，每日2次。

复方木鸡冲剂，口服，每次1袋，每日2次。

以上药物具有预防保肝作用。

（2）出现肝功能异常

复方苦参注射液，静脉滴注，20～40mL。

茵栀黄注射液，静脉滴注，10～20mL。

以上药物降酶作用较好。

3. 针刺

主穴：肝俞、胆俞、$T_7 \sim T_9$夹脊穴。

配穴：期门、太冲。

操作方法：常规消毒后，选用28～30号毫针，向脊柱方向45°角斜刺$T_7 \sim T_9$夹脊、肝俞、胆俞0.6±0.2寸，期门0.7±0.2寸，直刺太冲0.8±0.2寸。每天针刺1次，每次留针20分钟，留针期间行针2～3次，均用中等强度捻转手法，捻转幅度2～3圈，捻转频率每秒2～4个往复，以出现酸胀为宜，留针15～20分钟。

4. 艾灸

穴位：肝俞、胆俞、$T_7 \sim T_9$夹脊穴、期门、太冲。

操作方法：穴位定位后，消毒穴位，用生姜作为间隔物，鲜生姜切成约 0.5cm 片，中间可用针扎数孔，上置艾炷，点燃施灸，艾炷燃尽，再换上一艾炷再灸。一般连续灸 3 炷，10~15 分钟，以局部皮肤红润不起泡为宜。

5. 耳穴贴敷

主穴：取肝区、皮质下区、内分泌。

配穴：恶心、腹胀、食欲不振者加胃区、小肠区；肝区疼痛加下部胸区（与肝区相邻）；失眠者加胃区（即脑点）。

第七节　肾毒性

进展期癌、血液系统肿瘤的患者常由于营养低下、脱水、出血等，或由于联用放射治疗和有肾毒性的辅助药物，使肾功能不全的发生率升高。使用氨基糖苷类药物、阿昔洛韦、两性霉素 B、非类固醇消炎药物，或出现高钙血症，皆可增加抗癌剂的肾毒性。另外，治疗前因肾功能低下尿酸、钙等排泄缓慢的患者易发生肿瘤溶解综合征（tumor lysis syndrome）。化疗药物并发肾毒性的主要原因是抗癌剂的肾毒性和抗肿瘤造成的组织崩解的尿酸性肾病。抗癌剂直接引起肾毒性的药物较多，随着大剂量化疗的增多，对肾毒性的处理要引起足够重视。

一、肾毒性产生机理

化疗药肾毒性主要是肾脏直接损伤和过敏反应，造成肾小球、肾小管损伤，肾功能障碍。肾毒性的毒性分为即发型和迟发型，即发型（数日内）属过敏反应，迟发型属毒性积累所致。

二、引起肾毒性的代表药物及防治

1. 引起肾功能损害的药物

高危性者包括甲氨蝶呤、丝裂霉素、顺铂、异环磷酰胺、普卡霉素、链佐星。仅引起氮质血症者有达卡巴嗪、左旋门冬酰胺。偶致"不可逆肾毒性"者有顺铂、洛莫司汀、丝裂霉素、氟达拉滨、喷托斯汀、链佐星。个别报道具肾毒性者有卡铂、巯嘌呤、甲氨蝶呤（低剂量）、贝伐单抗、白细胞介素2（补充晶体及胶体液，持续静脉滴注，扩充血容量，可减轻毒性反应）。

（1）顺铂

顺铂（DDP）是引起肾毒性的代表药物，可以引起可逆行的急性肾毒性和肾组织强烈变化及慢性肾毒性的不同变化。病理组织学变化是肾小管的非特异性透明变性、广泛的肾小管坏死和肾小管基底膜肥厚等。

表 17 DDP 引起急性肾毒性、慢性肾毒性的区别

		急性肾毒性	慢性肾毒性
病情		线粒体机能障碍，ATP酶活性下降，Na^+重吸收障碍，溶质重吸收下降，溶质、水排泄增加	与总的剂量有关，为不可逆肾损害，肾单位机能障碍，肾单位结构改变
病理组织学的变化		变化不明	刷状缘脱落，基底膜肥厚、脱落，线粒体肿胀，高尔基体变性，肾小管细胞空泡化，远曲小管萎缩，核异型，间质纤维化
肾机能	RBF	↓	正常
	GFR	↓	↓↓或正常
	BUN	↑	↑或正常
	血清 Cr	↑	↑
	电解质排泄	↑↑↑	↑
	蛋白排泄	↑（来源于肾小管）	↑（来源于肾小球）
	水分排泄	↑↑	正常

续表

		急性肾毒性	慢性肾毒性
血清电解质	Na^+	↓	↓或正常
	Cl^-	↓	↓或正常
	Mg^{2+}	↓	↓或正常
	Ca^{2+}	↓	↓或正常

极少发生溶血性尿毒症综合征。另外，常常发生电解质异常，低钠、氯、镁、钙血症，产生低钠、低氯性肾病。这些肾病在合用氨基糖苷类抗生素和化疗药异环磷酰胺、氨甲蝶呤时增加。发生机制不明，可能与自由基、类脂质氧化有关。

顺铂肾毒性解救：不宜使用有肾毒性的抗生素（如氨基糖苷类）。减少 DDP 用量或停止，主要治疗是补液和利尿。对于电解质异常和水分丧失，补充必要的电解质，增加尿量。在使用 DDP 前后 6 小时内维持至少 150～200mL/h，1～3 天内 100mL/h。必要并用甘露醇、速尿。可是甘露醇单药使用缺乏对肾毒性的预防作用，也有肾毒性副作用，还是以补液和利尿为主。有心功能不全时并用甘露醇、氨磷汀可以减少或者防止顺铂的肾毒性。

另外，有报道，高渗的生理盐水与 DDP 混用可以减轻肾毒性。推测高渗生理盐水不仅有利尿作用，在高氯状态，Cl^- 难以被 OH^- 替换，特别在肾小管水平。Ozol 等采用 DDP 混入 3% 的高渗盐水 250mL，继之补充生理盐水，没有引起 Cr 升高、肌酐清除率下降等肾毒性，也不影响抗肿瘤效果。

丙磺舒可以抑制肾小管对尿酸盐以及顺铂的重吸收，促进尿酸等有毒物质的排泄，有效减少顺铂的肾毒性。氯丙嗪、丙氯拉嗪、甲氧氯普胺抑制顺铂与肾脏蛋白的结合，减轻顺铂的肾毒性。也有硫代硫酸钠、二乙氨二硫代氨基甲酸酯、普鲁氧哌嗪等有效的研究。

（2）异环磷酰胺

应用异环磷酰胺（ifofamide，IFO）常发生出血性膀胱炎和类 Fanconi 综合征的近曲小管损害，出血性膀胱炎发生率 40% ~ 50% 不等，总剂量多于 $60g/m^2$ 或年龄小于 2 岁半时易于发生。联用 DDP 时增加发生率。

处理办法：补液和使用美司纳（Mesna）。Mesna 在血液中转化为二硫化物，不影响 IFO 的效果，在尿中把 IFO 还原为无活性原型。一般用量相当于 IFO 量的 20%，IFO 用后立即、4 小时、8 小时后给药。另外，乙酰半胱氨酸口服，巯乙磺胺酸钠 + 丙烯酸静滴，可以保护膀胱黏膜。

（3）丝裂霉素

丝裂霉素（MMC）的肾毒性分不伴微血管障碍性溶血性贫血型和伴微血管障碍性溶血性贫血的溶血性尿毒症综合征型（HUS）。在 6 个月内总剂量达 $30g/m^2$ 时易于发生，两型发生率约为 10%。HUS 的发生率在 $40 ~ 80g/m^2$ 以上时为 2% ~ 8.5%。在治疗中呈现急性肾功能下降（BUN 升高、蛋白尿），溶血性贫血，血小板减少，产生进行性肾功能不全。

（4）氨甲蝶呤

氨甲蝶呤（MTX）本身没有肾毒性，90% 以原型由尿中排泄。大剂量使用尿中浓度超过 1mmol/L 时，在 pH5.0 状态下，MTX 难以溶解，沉积于肾小管、集合管，引起肾毒性。

处理方法：补液，碱化尿液，应用亚叶酸钙、四氢叶酸等解救。补液量应在用药开始至结束后 9 小时内维持尿量 150mL/h 以上，在 2 天内充分补液。尿液碱化可以应用乙酰唑胺和小苏打，使 pH 保持在 7.5 以上。给予四氢叶酸解救，根据氨甲蝶呤的血药浓度，使之降至 $1 \times 10^{-8}M$。

（5）亚硝脲类（nitrosoureas）

链脲霉素的肾毒性主要病理表现为肾小管萎缩和弥漫性肾小管间质炎。

每周 $1 \sim 1.5g/m^2$ 的用量肾毒性稀少，但是不一定与用量有关。当血清 Cr 上升时，终止给药，即使用药后正常也应该避免再使用。

CCNU、BCNU 同样有肾毒性，特点是迟发性，在总用量超过 $1g/m^2$ 时发生，$1.5g/m^2$ 以上时发生率迅速上升，并且产生进行性肾功能不全。

（6）环磷酰胺

环磷酰胺（CTX）的常规用量引起肾毒性较少，当大剂量用药时（50mg/kg）可产生水中毒、稀释性低钠血症。

主要问题是出血性膀胱炎，常规用量时发生率10%，高剂量时达40%。出血性膀胱炎者78%出现肉眼血尿，93%出现镜下血尿，45%出现少尿，5%使膀胱癌进展。其症状40%持续1周～1年，16%持续2～8年，21%在3～10年中复发。对其处理是利尿，在症状明显时有必要留置导尿管。Hows 和 Finn 等报道，mesna 组较补液组出血性膀胱炎的镜下血尿显著减少，症状减轻。另外，乙酰半胱氨酸口服，巯乙磺胺酸钠＋丙烯酸静滴，可保护膀胱黏膜；谷胱甘肽、N－乙半胱氨酸、前列腺素 E_2、硫糖铝、维生素 E 等，也有保护作用。

2. 根据肾功能修正用量

现在虽然没有统一的标准，但肾功能下降时必须修正抗癌剂的用量，下表资料可供参考。

表18　合并肾功能障碍患者的药物使用剂量

肌酐清除率	博莱霉素	丝裂霉素顺铂	甲氨蝶呤	环磷酰胺阿霉素
>60	100%	100%	100%	100%
30～60	75%	50%	100%	100%
10～30	75%	0	100%	100%
<10	50%	0	50%	100%

（Patterson WP：化疗之源丛书，1992）

3. 肾功能不全分期及处理

（1）肾功能不全分期

1）代偿期：Cr120～133 μmol/L，肾单位减少20%～25%，血肌酐及血尿素氮正常或轻度升高。

2）失代偿期：Cr133～442 μmol/L，肾单位减少50%～70%，肾浓缩功能障碍，出现夜尿、多尿，食欲减退。血肌酐及血尿素氮升高。

3）衰竭期：Cr442～707 μmol/L，肾单位减少70%～90%，明显贫血、恶心呕吐，血肌酐及血尿素氮显著升高，水钠潴留，出现低钙、高磷、高钾血症。

4）尿毒症期：Cr > 707 μmol/L，肾单位减少 > 90%，多脏器功能衰竭，不能平卧，呼吸困难，抽搐，昏迷。

（2）急性肾功能衰竭入量要求

1）少尿期：24小时尿量 + 500mL。

2）多尿期：24小时尿量的1/2或1/3。

（3）血液透析指征

1）血钾 > 6.5mmol/L。

2）血肌酐 > 442μmol/L。

3）水中毒（充血性心力衰竭、急性肺水肿）。

4）严重代谢性酸中毒。

（4）保持尿量及碱化尿液

治疗中大剂量补液（静脉或口服），保证尿量 2000～2500mL 以上。尿素氮轻度升高，可以口服包醛氧淀粉胶囊。

乳酸性酸中毒处理原则为"宁酸勿碱"。pH < 7.2，才可以补碱性药物。使用碳酸氢钠 2g，口服，每日 3 次，碱化尿液，必要时静脉滴注 5% 碳酸氢钠 250mL，每日 1 次。

（5）饮食注意

注意补充热量、维生素、必需氨基酸。根据化验结果补充白蛋白、电解质。食用优质奶、鲫鱼等优质动物蛋白，不要进食植物性蛋白，如豆类等。

三、肾毒性的预防和护理

1. 观察方法

（1）尿量减少。

（2）尿量不足，pH < 7，注意潜血、蛋白反应、比重。

（3）肾功能情况，如血肌酐及尿素氮升高等。

（4）液体进出量。

（5）体重变化。

（6）血压、心率、呼吸。

（7）浮肿。

（8）恶心、呕吐、腹泻、头痛等。

2. 护理要点

（1）预防：保证充分的输液量和尿量，避免与肾毒性的抗炎药和非甾体解热镇痛药合并使用。

（2）合并胸腹水病人，化疗时肾毒性常加重。

（3）丝裂霉素（MMC）给药后数月，当用量达 $30mg/m^2$ 时会出现微小管溶血性贫血、溶血性尿毒症。

（4）安慰病人，缓解病人精神痛苦。

四、中医防治

关于化疗性肾毒性，中医认为，其外因为化学药物所伤，内因为肾气亏虚，致肾阳不足，命门火衰，气不化水，或因中阳受损，气血不足，气不摄血，气血瘀滞，毒邪内蕴。治当补肾益气，扶正祛邪。

（1）在防治化疗药引起的肾毒性方面，中日友好医院中西医结合肿瘤科根据多年的临床经验，总结出的经验方如下：黄芪15g，当归20g，泽泻15g，补骨脂10g，水煎服，每日1剂，14天为一疗程。

（2）济生肾气丸加味：黄芪30g，附子18g（先煎），熟地黄12g，山茱萸12g，山药12g，茯苓12g，泽泻12g，牡丹皮12g，川牛膝12g，车前子12g（包），人参6g（另煎），肉桂6g，泽兰12g，益母草15g，六月雪20g。水煎服，每日1剂。

（3）王永钧（浙江中医药大学附属广兴医院）经验方：黄芪30g，仙灵脾10g，淡附子10g（先煎），生大黄10g，姜半夏10g，陈皮6g，丹参12g，土茯苓30g。水煎服，每日1剂。

（4）中成药

参乌益肾片，每次4片，每日3次。

参芪注射液，每次250mL，每日1次，21天为一疗程。

此外，中成药百令胶囊、金水宝胶囊也有保护肾功能作用。

（5）针刺：选肾俞、中极、关元、血海、三阴交穴，采用平补平泻法，以出现酸胀为宜，得气后留针15～20分钟，每日1次，10次为一疗程。

（6）艾灸：选肾俞、中极、关元、血海、三阴交穴，消毒穴位，用生姜作为间隔物，鲜生姜切成约0.5cm片，中间可用针扎数孔，上置艾炷，点燃施灸，艾炷燃尽，再换上一艾炷再灸。一般连续 3 炷，10 ~ 15 分钟，以局部皮肤红润不起泡为宜。

第八节　铂类的耳毒性

20 世纪 60 年代以来，以顺铂和卡铂为代表的铂类化合物广泛应用于肿瘤的治疗。欣喜于强有力的抗瘤活性之余，却面临着不可避免的药物毒副反应，但随着多年的临床经验的积累和新型药物的开发，常见而严重的胃肠道反应、骨髓抑制和肾脏损害分别通过 5 - HT 受体阻断剂、骨髓粒（单核）细胞集落刺激因子和大量水化、高渗利尿以及硫化硫酸钠（STS）等拮抗剂的应用均得以控制，而耳毒性由于其初期症状的隐匿性、病理改变的不可逆性以及对患者生活质量影响的严重性，愈来愈引起人们关注。

一、耳毒性产生机理

多种动物模型研究和人颞骨超微结构研究的结果表明，与高频听力丧失的临床表现相对应，铂类耳毒性的主要病变部位为耳蜗基底和中间圈，其 Corti 器外毛细胞表面的顶纤毛排列紊乱、折断或消失，内毛细胞、支持细胞和血管纹通常完好。也有关于血管纹、基底层螺旋神经节和耳蜗神经变形改变的报道。至于铂类导致前庭功能紊乱的病理学基础，光/电显微镜的形态学研究观察到半规管壶腹嵴、椭圆囊更易受累，后椭圆囊比前椭圆囊更易受累，椭圆囊内感觉细胞比周边二型毛细胞更易受累。

铂类耳毒性的机制，至今不甚明确，兹将可能的几种假说列举如下：

1. 药物在内耳的积累及其直接作用

Schwezitzer 观察发现，铂类化合物选择性积聚于内耳，且排泄速度缓慢，从而对内耳神经感受器及神经末梢造成直接破坏。

2. 抑制核酸代谢

顺铂对哺乳动物的 DNA 和 RNA 的合成有抑制作用。有研究表明顺铂对螺旋神经节细胞的核酸代谢的影响较毛细胞更为显著，提示该药作用于螺旋神经节细胞而影响其代谢可能为其致聋机理之一。

3. 对内耳代谢的影响

铂类化合物导致胞质磷酸酶包括 Ca^{2+} – ATP 酶、Na^+ – K^+ – ATP 酶等活性下降，引起胞质离子通透性改变致细胞死亡。此外，在受损细胞中发现有线粒体变性，从而推测该药影响细胞的诸多功能。

4. 对内耳淋巴液内环境的影响

因引起血管纹和螺旋韧带的损害，而影响内耳淋巴液的代谢，继而导致毛细胞损害。

5. 血清电解质改变

Aggarwal 假设，由于铂类化合物干扰肾脏细胞的 Ca^{2+} 受体，从而抑制神经递质的释放和收缩蛋白的解聚，不同器官系统出现 Ca^{2+} 相关性细胞毒性反应。另外，继发于药物肾损害，呕吐和细胞膜通透性变化的离子失衡还可促进细胞溶酶体吞噬铂类化合物，而重金属引起溶酶体产生漏洞，水解酶释放增加，最终导致细胞死亡。

二、耳毒性产生的高危因素

累积剂量是顺铂耳毒性最明确的相关因素。McHancy 指出，顺铂剂量超过 $450mg/m^2$，88% 出现高频听力丧失，而剂量超过

990mg/m² 则出现语音频听力损害。Skinner 在儿童和青少年患者中发现剂量超过 600mg/m² 时，耳毒性不再恶化的平台现象。

大剂量单次给药出现的高血浆药物峰浓度也将明显增加毒性，当浓度低于 1μg/L 时，则未发现毒性反应。

肾功能不全的情况下使用顺铂，更易产生耳毒性。而几乎接受顺铂治疗 1 年的患者均有肾损害。

用药前的颅脑放射史也可加重耳毒性。

配伍用其他耳毒性药物，如速尿、氨基糖苷类抗生素、异环磷酰胺和长春新碱等。

用药期间存在其他不利情况，如贫血或血小板降低，电解质紊乱如低磷血症和低镁血症等。

用药前原有的听力损害是否加重耳毒性，临床各家结论不一。其中对豚鼠噪声致聋和应用顺铂的对照研究表明，已有的噪声性耳聋并不加重耳毒性，尽管总的听力损害大，但在原有基础上增加的损害程度小于对照组。

研究表明，胚胎末期、幼年期及老年期是耳毒性易感期。胚胎末期由于胎盘通透性增加，进入胎儿体内的药物有效成分增多；幼年期与耳蜗本身的发育和肾脏排泄功能不完善有关；内耳老化和高脂血症则可能是老年易感耳毒性的病理基础。

三、耳毒性的临床表现

用于检测耳毒性损害的常用方法包括传统测听（CA）、超高频测听（UHF）、耳声发射（OAEs）、听性脑干反应电位（ABR）和声阻抗测定等。

人类和动物实验的对照研究提示，铂类耳毒性体现在 DPOAEs、UHF、CA 以及 ABR 的结果相互平行，但 DPOAEs 和 UHF 更加敏感，其中 UHF 是筛查儿童耳毒性的"金标准"，但在特殊人群中（老年人，尤其是 62 岁以上已存在老年性耳聋者）存在基线值可检测率低（54%）的局限性，相比之下，DPOAEs 基线可检测率高（82%），临床改变率高（91%），且无须患者配合、方法简便、灵敏、省时且无创，更适宜用作成人甚至老年人的筛查手段。观察发现，尽管铂类诱导的耳毒性主要表现为高频部听力损害，但超过80%的 DPOAEs 受测耳在 3~6kHz 频段的数值变化最明显，往往出现于其他频段变化和临床症状之前。因此，将检测范围限定于此频段内，不仅可以显著缩短检测时间，还可以通过延长每一频率的刺激时间增加信噪比而提高准确性。

铂类的耳毒性表现为不可逆、进展性、双侧性，由高频向低频逐渐受累的感音型耳聋，且常伴有眩晕。眩晕后并不总出现严重的听力丧失，而听觉上的症状也不总表现为测听的异常。典型的测听结果表现为双测对称性高频部（>6kHz，最初一般在 10~18kHz 之间）听力丧失，偶可累及语音频谱，当然也有暂时性听阈改变和单侧耳聋的报道。毒性症状通常是不可逆的，最好结果也只是部分恢复。

顺铂引起耳毒性的发生率，由于诊断标准、检查手段不同，药物剂量、间隔、配伍不同，以及肿瘤的不同，存在很大的差别，据文献报道，介于 3%~100%，当累积剂量 $\geq 200mg/m^2$，74%~100%的患者听力图出现高频部听力丧失，46%~68%的患者出现眩晕，13%~20%的患者表现明显的症状性耳聋。总体上，高频部听力丧失的比率为 30%~50%，进展为语音部听力丧失的占 15%~20%。

卡铂在常规剂量作用于人体和动物，耳毒性发生率低且程度比顺铂低，但当其主要的剂量依赖性副反应——骨髓抑制通过自体骨髓移植克服后，剂量 $\geq 2g/m^2$ 时耳毒性亦成为剂量限制性毒副反应。有关儿童神经母细胞瘤接受大剂量卡铂化疗的临床观察表明，当总剂量超过 $2g/m^2$ 时，82% 的患者出现严重的耳毒性，需求助于助听器。另外，鉴于卡铂治疗脑瘤的优势，特殊途径如经渗透血脑屏障破裂（BBBD）用药，耳毒性亦高发。

关于奈达铂的耳毒性及其机制研究甚少。奈达铂耳毒性其药品说明书上副作用栏显示：听觉障碍，听力低下，耳鸣（频度不明）。注射用奈达铂 10mg 可引起耳神经系统毒性反应，表现为听觉障碍，听力低下，耳鸣。奈达铂耳毒性发生率较卡铂高，但是较顺铂低。

奥沙利铂耳毒性较小，此方面的研究也甚少。顺铂致细胞凋亡与氧化应激通路有关，而奥沙利铂则无。耳蜗对奥沙利铂的低摄取是其耳毒性明显低于顺铂的一个重要解释。

四、耳毒性的防治

鉴于耳毒性一旦出现，为不可逆改变，且缺乏有效的治疗手段，因此强调以预防为主。

（1）严格掌握药物适应证，适"量"应用，应根据体重等指标确认个体化用量的准确性。

（2）高危人群减量或慎用。

（3）注意观察听力症状，一旦发现及时停药。

（4）用药前、中、后数周内监测听力，有条件者应采用高频测听或耳声发射等敏感手段，以期早日发现和预防。

（5）必须定期检查肾功能。

（6）避免接触噪声或伍用其他耳毒性药物。

（7）维持适当的水化状态。

（8）治疗越早越好，包括神经营养药、血管扩张药、高压氧、光量子和激光疗法等。

（9）关于化学保护剂对铂类耳毒性的防护研究，主要涉及硫化硫酸钠（STS）和氨磷汀（amifostine）等药物。豚鼠模型及人用药的研究表明，STS可阻断或减轻铂类化合物的耳毒性。为避免同时可能抑制铂类的抗肿瘤效应，通常分隔用药的途径或时间。常见的途径分隔见于卵巢癌的大剂量顺铂腹腔化疗＋静脉STS解救和脑肿瘤的经渗透BBBD卡铂化疗＋静脉STS解救。至于时间上的分隔，体外LX-1人类小细胞肺癌细胞和豚鼠模型内耳电生理检测和组织学分析的研究表明，卡铂＋VP-16化疗后8小时单剂解救（人体最大耐受剂量为$20g/m^2$）既不影响化疗效应，还可获得耳保护作用。有关STS的作用机制，除中和作用外，还有假设STS可能直接作用于耳蜗毛细胞，如减少铂-DNA加和物形成或恢复DNA修复酶活性等。

氨磷汀作为化学保护剂，仅被证实可降低周围神经毒性，其耳保护效应的结论不明确。其他可能具有耳保护效应的药物有二乙基二硫代氨基甲酸盐（diethydithiocarbonate）和D-蛋氨酸（methionine）。

（10）草酸铂（奥沙利铂）是近年来第三代铂类衍生物的代表药物。体内外试验及临床前研究证实，与顺铂有部分或无交叉耐药性。一期和二期的蓄积性毒性的临床试验表明，其剂量限制性毒性为急性暂时性外周神经毒性，而无任何耳毒性、肾毒性及剂量限制性血液毒性，用于临床安全性更高。

（11）预防顺铂耳毒性的方法是选用一组作用机制不同的化学防护剂，主要作用包括以下三点：

1）防止活性氧的产生，可以局部应用二乙二硫氨基甲酸酯等螯合剂。

2）中和毒性产物，可用自由基消除剂或用病毒载体进行基因治疗增加抗氧化酶和谷胱甘肽在耳蜗的表达。

3）抑制凋亡途径，可联合应用神经营养剂和caspase抑制剂。

五、中医防治

中医认为，化疗药引起的耳毒性主要是毒邪侵袭肝肾，造成肝肾两虚所致。治疗宜滋补肝肾、解毒开窍为主，方药：生地20g，白芍15g，茯苓15g，泽泻10g，山茱萸15g，丹皮10g，柴胡10g，郁金10g，当归10g。水煎服，每日1剂。

第九节　脱发

头发具有保护头皮、保温等作用，也是人体美容的重要部分。一些抗癌化疗药造成脱发，主要影响病人的心理状态。常见脱发化疗药有 CTX、ADM、VP－16、CPT－11、VCR。

头发的毛囊细胞具有很快的分裂、代谢能力，头发平均每24小时生长0.35mm，化疗药会损伤发根的主细胞，造成脱发，机理尚不清楚。化疗脱发反应是可逆的，约半年后毛囊细胞长出新的头发。

一、脱发的评价标准

表19为脱发评价标准。

表19　脱发评价标准

脱发程度	脱发面积	外观表现
轻度	脱发 <25%	病人自己有感觉，他人难以察觉
中度	脱发 25%～50%	头发明显变薄，但可覆盖头皮
高度	脱发 75%	需戴假发和帽子

二、脱发的预防和护理

防治化疗药脱发的方法较多，药物治疗、物理降温（冰帽）等，都有一定效果，但不可能完全控制脱发，主要观察如何缓解病人对脱发的心理压力。

1. 一般处理

（1）化疗前说明化疗药的副反应，脱发是可逆的，要精神安慰。

（2）使用中性洗发香波，减少洗发次数。

（3）保持床周围的清洁，可使用帽子或棉布头套。

（4）脱发后多食蛋白食品。

2. 化疗脱发的物理预防方法

（1）头皮止血带

头皮止血带为最早的方法，用来阻止头皮表面血流并减少药物向毛囊传递，但由于患者的不舒服不再推荐使用。

（2）头皮冷却

头皮冷却是用头盔状的冰袋和在帽子或头盔中循环冷空气或冷液体，减少头皮血液循环，从而依次减少毛囊环流、温度依赖的细胞内药物吸收和毛囊内的代谢。在大多数研究中，阿霉素作为一种单用或合用药物，因为蒽环类抗生素的半衰期短而且血浆清除药物和代谢产物迅速，而环磷酸胺的半衰期比阿霉素长。不能预防这两种化疗药物合用时引起的脱发。不同策略的评价（如冷却技术，预先或治疗后冷却）应用不同的药物和剂量导致头皮冷却系统疗效的结果不同。许多临床评价证明头皮冷却可避免或减少某些化疗措施引起的脱发，但其长期无害性需进一步研究证实。

（3）静电场

特定的静电场能潜在地预防或减少接受环磷酰胺、甲氨蝶呤

和氟尿嘧啶化疗的乳腺癌患者的脱发。13 名妇女接受脉冲静电
场治疗，每周 2 次，每次 12 分钟。结果 13 名患者中的 12 名
（92%）在化疗期间及化疗后仍保留良好的头发，且没有副
作用。

3. 化疗脱发的药物预防方法

（1）促进毛发生长

促进毛发生长的药物有米诺地尔、环孢素 A 和他克莫司等。

（2）防止毛发脱落

防止毛发脱落的药物有 1，25 - 二羟维生素 D_3、PTH/PTFrP
受体激动剂和拮抗剂、M50054、二十二碳六烯酸等。

三、中医防治

中医学认为脱发与肝肾关系密切，毛发之滋荣源于血，毛发
之生机根于肾。化疗药物在祛邪的同时，损伤人体的正气，耗气
伤血，加之肿瘤患者本身正气亏虚，因此化疗后脱发的病机多由
心血虚弱，肝血不足，以致血虚生风，风胜生燥不能营养肌肤、
毛发；或肝气郁结，气机不畅，以致气滞血瘀，发失所养而成；
或肝肾阴虚，精血耗伤，发枯脱落；或过食辛辣、油腻酒酪，导
致蕴湿积热，发失所养，发根不固；或由于思虑过度，心绪烦
扰，以致血热生风，风动发落。治当滋补肝肾，养血润燥祛风。

1. 汤剂

药物组成：生地 15g，熟地 15g，当归 20g，侧柏叶 15g，黑
芝麻 20g，何首乌 25g。

加减：热盛血燥者去熟地，生地剂量改为 30g，加丹皮 10g，
赤小豆 20g，蛇床子 15g，栀子 10g；肝肾亏损甚者加枸杞子 20g，
菟丝子 20g，山萸肉 15g；气血瘀滞者加鸡血藤 20g，红花 6g，桃
仁 10g，川芎 10g；头皮瘙痒者加苦参 20g，白鲜皮 20g，地肤子

15g；心烦失眠者，加酸枣仁 20g，远志 10g，合欢皮 15g，水煎服。

2. 中成药

六味地黄丸，化疗前 1 周开始，每次口服 30 粒，每日 2 次。

养血生发胶囊，口服，每次 6g，每日 2 次，至化疗结束。

3. 中医外治法

（1）中药洗剂：由何首乌、黄精、肉苁蓉、当归、白芍、丁香、熟地、黑芝麻、鸡血藤、太子参、皂角、菟丝子、生姜汁等组成。将上述中药洗剂于化疗前 2 天开始在发根涂抹。用于预防化疗后脱发。

（2）蔓荆子 120g 炒研细末，以醋调之，或以黑芝麻花晒干，再以黑芝麻油浸半月后涂头发、眉毛。

第十节　药物性膀胱炎（包括出血性膀胱炎）

环磷酰胺、异环磷酰胺、丝裂霉素、喜树碱、氮烯咪胺、博莱霉素、阿糖胞苷、6 - 巯基嘌呤等皆可产生膀胱毒性，尤以异环磷酰胺、环磷酰胺最为常见。临床表现为尿频、尿急、尿痛、血尿、尿道灼热感、腰痛等症。

一、药物性膀胱炎产生机理

异环磷酰胺、环磷酰胺等可引起药物性膀胱炎。一次给予大剂量环磷酰胺，可导致出血性膀胱炎。膀胱炎的发生早晚不一，2~29 天不等，表现为尿路刺激征，甚至出现血尿。膀胱镜检可见多发性黏膜充血、毛细血管扩张、出血灶、黏膜溃疡及坏死。其机理为环磷酰胺在肝内被代谢后，活性代谢产物磷酰胺氮芥及丙烯醛刺激膀胱内壁及尿道，形成膀胱炎（无菌性）。

二、药物性膀胱炎的防治

1. 药物性膀胱炎的预防

（1）应用以上抗肿瘤药物时，要多饮水。

（2）异环磷酰胺合用美司那。在静脉给予异环磷酰胺前给予美司那相当于异环磷酰胺剂量一半量，给予异环磷酰胺时并用等量美司那，给予异环磷酰胺后每 4 小时给予相当于异环磷酰胺一半量的美司那，共 4 次。

2. 药物性膀胱炎治疗

（1）立即停止使用或接触可引起出血膀胱炎的药物。

（2）必须卧床休息，多饮水，适当补液，勤排尿，减少尿液与膀胱接触的时间。

（3）出血性膀胱炎可隔日或每日肌注 3mL 的 α_2 巨球蛋白制剂。效果不明显者，可行膀胱灌注，以 5% 福尔马林溶液，或 1% 硝酸银溶液加 1% 明矾溶液，或每 1L 生理盐水中加入去甲肾上腺素和安络血各 3~5 支冲洗。具体过程为先用生理盐水将膀胱内残留尿和血块冲洗干净。再用 2% 普鲁卡因溶液灌注，保留 5 分钟，做膀胱黏膜表面麻醉。然后推注 5% 福尔马林溶液 150~200mL，保留 15~20 分钟，使膀胱黏膜表面蛋白凝固而止血。随后排出药液，再用生理盐水冲洗膀胱内残留药液，将药液彻底洗净为止。在灌注结束后 24 小时内，患者必须卧床休息。

（4）全身用止血药物。

（5）抗生素控制感染。

（6）支持疗法，必要时输血补液。

（7）出血严重时可以考虑双侧髂内动脉栓塞术或结扎术，必要时行膀胱切除术。

三、中医防治

病因分外感和内伤两端，包括毒、湿、瘀、虚四个方面，病位在肾与膀胱。早期以化疗药毒为主，病性属实，热毒、湿热蕴结下焦，毒伤肾络，迫血妄行，或瘀血阻滞，损伤肾络，血溢脉外。后期则以正虚为主，病性为本虚标实，以脾肾亏虚为本，以风毒与瘀血为标。早期治疗应解毒利湿，化瘀止血；后期则健脾补肾，兼以疏散风毒。

1. 经验方

（1）应用异环磷酰胺、大剂量环磷酰胺时，可合用导赤散、八正散等清利湿热、凉止血方药。药用木通 3g，车前子 15g（包），生地 18g，黄连 2g，萹蓄 15g，瞿麦 15g，连翘 15g，生甘草 6g，泽泻 10g，土茯苓 60g，琥珀末 3g（冲服），水煎服。

（2）出现出血性膀胱可按"血淋"治疗，加强凉血止血力量，药用木通 10g，栀子 10g，赤芍 10g，竹叶 10g，生甘草 10g，萹蓄 15g，滑石 15g，小蓟 30g，生地 20g，白茅根 60g，连翘 15g，琥珀末 3g（冲服），水煎服。

（3）膀胱炎迁延日久，见尿频，尿急，尿痛，口干，心烦，腰酸痛，舌红苔少，脉细数者，为阴虚兼有湿热，治宜清利湿热，兼养阴血，方用猪苓汤。药用猪苓 15g，土茯苓 30g，泽泻 20g，滑石 12g，熟地 20g，砂仁 6g，阿胶 20g（烊化），黄柏 10g。

（4）若见肢冷畏寒，小腹坠胀，尿频，尿急，尿痛，舌淡，苔薄，脉沉细数，为肾阳不足，膀胱气化不利，治宜温阳坚阴，清热利尿。药用通草 15g，炮附片 5g，肉桂 15g，姜黄柏 10g，盐知母 10g，威灵仙 10g，泽泻 10g，丹皮 10g，盐茴香 15g，水煎服。

（5）中日友好医院中西医结合肿瘤内科李佩文教授临证治疗

药物性膀胱炎（出血性膀胱炎），常用利尿通淋及凉血解毒两类药物，如石韦、萹蓄、瞿麦、木通、车前子、土茯苓、生地、栀子、滑石、丹皮、卷柏等。除辨证治疗外，还酌情加入活血化瘀药，以改善局部血液循环，减轻组织炎症，如丹参、泽兰、赤芍、三七、蒲黄、莪术等。伴尿血者，则加入止血药，如白茅根、大小蓟、仙鹤草、侧柏叶、茜草等。

2. 中成药

三金片口服，每次 3 片，每日 3 次。

八正合剂，口服，一次 15～20mL，每日 3 次，用时摇匀。

热淋清颗粒，开水冲服，每次 1～2 袋，每日 3 次。

五淋丸，口服，每次 6g，每日 2 次。

3. 针灸

主穴：①照海、三阴交、阴陵泉、关冲、合谷。②关元、气门、水泉。

配穴：尿闭者加水道；咳嗽者加尺泽、太渊；腹胀、便溏者加天枢；恶心、呕吐者加内关、中脘；心悸、失眠加神门、内关。

操作方法：穴位常规消毒，选 30 号 1～3 寸毫针，取双侧穴，针刺得气后随证施以泻法，留针 30 分钟，每日 1～2 次。方①中的关冲可用三棱针点刺放血，其余穴位均可直刺 1～2 寸。方②中用灸法，关元、气门灸 30 壮，水泉灸 7 壮。以上两组穴位交替使用，隔日治疗 1 次，7 次为一个疗程。

第十一节　神经毒性

一、神经毒性产生机理

具有神经毒性的抗癌药很多，可是以前这些抗癌药神经毒性出现的几率并不高，其理由：①尚未达到神经毒性出现剂量时已出现了血液毒性及消化道毒性。②大多抗癌药是水溶性，分子量大，难以通过血脑屏障。随着 G - CSF、止吐剂等药物开发，方案的变化，多种药物的联合应用，大剂量化疗、放射治疗和免疫治疗与化疗的联合应用，新型抗癌药的使用，神经毒性的发生率有所增加，也发现了新的神经毒性。所有抗癌药物都被认为有神经毒性。

神经毒性是化疗药物常见的剂量限制性不良反应，严重的神经毒性将导致化疗药物减量甚至停药，并影响患者生活质量。易感因素包括化疗剂量、累积剂量、间隔时间、高龄、肝肾功、基础病（如糖尿病）、合并用药、联合治疗（放疗、鞘内注射）。

二、神经毒性的临床表现

1. 感觉运动神经系统障碍

早期为四肢刺痛，继而肢端感觉丧失和无力，腱反射减弱，足背屈外翻无力，偶有腕伸展不灵活，重者发生坏死性肌病。

2. 自主（植物）神经系统受累

肠功能紊乱，出现便秘甚至麻痹性肠梗阻和绞痛，偶可见尿失禁、直立性低血压。

3. 脑神经功能障碍

累及喉返神经时，导致致命性声带麻痹；累及动眼神经时，出现复视、上睑下垂、视神经萎缩和失明；耳毒性表现为耳鸣、听觉丧失和听力改变。

4. 中枢神经系统病变

脑膜炎改变，出现脑膜刺激症状，如头痛、恶心、呕吐、颈强直，同时伴发热和脑脊液白细胞升高；急性横贯型脊髓炎，表现为肢体麻痹、瘫痪；脑功能进行性衰退，出现神经错乱、嗜睡、痴呆,有时伴惊厥、震颤、共济失调,甚或出现谵妄、昏迷。

三、引起神经毒性的代表药

1. 甲氨蝶呤

常规经口和静脉用甲氨蝶呤(MTX)致神经毒性的几率较小,大剂量应用时($1000mg/m^2$)可出现一过性急性脑部症状,并用脑部放射治疗增加其发生率及严重程度。神经毒性发生多见于鞘内给药时,鞘内注射后 $2\sim3$ 小时可产生急性脑膜炎、脊髓病以及慢性脑白质病。脑膜炎主要是由于溶媒化学刺激所致的化学性脑膜炎,60%有脑膜刺激症状(头痛、发热、呕吐、颈项僵直),鞘内注射后 $2\sim5$ 天自然缓解。脊髓病可在鞘内注射后立即发生,与注射次数和剂量无关。

2. 氟尿嘧啶

氟尿嘧啶(5-FU)的神经毒性单药发生率为5%,联合应用干扰素、DDP、叶酸、胸腺脱氧嘧啶核苷(thymidine)发生率增加。临床上以小脑症状(共济失调、辨距障碍、运动失调、构音障碍、眼球震颤、麻痹感)多见,末梢神经障碍少见。与5-FU的用量、疗程量有关,多数终止治疗可以缓解。发生机制不详,可能与在较高浓度时,5-FU 的分解产物氟代柠檬酸通过血脑屏障,干扰小脑三羧酸循环有关。另外,双氢嘧啶脱氢酶(DPD)为氟尿嘧啶降解的限速酶,此酶缺陷可以加重氟尿嘧啶毒性。

3. 阿糖胞苷

阿糖胞苷(Ara-C)常规用量引起神经毒性者较少,大剂量应用时可出现脑部症状、脑白质病、小脑失调、末梢神经障碍。与注射次数和剂量有关,每疗程超过 $18g/m^2$ 毒性增加,老年、脑部放射治疗者发生率上升。终止治疗可以缓解，鞘内注射可以出现重症病例。

4. 长春新碱

长春新碱（VCR）静脉应用累积剂量达 6~8mg 即可出现神经毒性。成人每次使用剂量为 1.4mg/m², 总量应小于 2mg。老年人应格外注意神经毒性，超过 65 岁，每次剂量应小于 1mg。VCR 神经毒性主要表现为末梢神经损害，引起深部腱反射消失、感觉障碍、运动障碍等。另外，可产生自主神经障碍（肠梗阻、便秘、阳痿、排尿困难、直立性低血压）、中枢神经损害，严重时应停药。VCR 神经毒性发生主要是因轴索运输障碍，有报告给予谷氨酸可以减轻末梢神经毒性。另外，伊曲康唑（抗真菌药物）会增加长春新碱的神经毒性，并引起高血压、便秘、肠梗阻等自主神经功能紊乱。

5. 顺铂

顺铂（DDP）神经毒性有剂量相关性，总剂量达到 200mg 以上约有 50% 患者出现听力障碍（感音性听力障碍），300mg/m² 以上产生末梢神经损害、自主神经损害、中枢神经损害。听力障碍多数是由于耳蜗外侧神经绒毛细胞消失，是一种不可逆损伤。产生末梢神经损害的机理不明，可能与神经细胞的直接损伤和轴索变性、脱髓鞘改变有关。神经损害在脑部放疗、小儿、合并应用 VP-16 时增加，在停止用药后也有恶化的病例，这一点必须注意。ACTH 的类似物 ORG2766、氨磷汀可以减轻 DDP 的神经毒性，但效果不能令人满意。Cascinu 等治疗晚期胃癌 50 例，治疗方案含有 DDP，采用谷氨酸作为治疗组，与安慰剂进行随即对照双盲临床试验，认为谷氨酸可以降低 DDP 的神经毒性，而且不影响疗效。

6. 紫杉醇

紫杉醇（paclitaxel）常常发生神经毒性，多数表现为麻木、感觉异常，袜套样感觉障碍，神经毒性的发生率 15% ~ 95% 不等，极少出现自主神经损害和视神经损害。并发神经毒性危险因素包括每次剂量过大（多发生在 $250mg/m^2$ 以上的 24 ~ 72 小时以后）、高累积量（多见于 135 ~ $250mg/m^2$ 的重复用药）、与 DDP 联用、糖尿病、既往神经病变。

7. 多西他赛

与紫杉醇神经毒性相似，大样本试验证明紫杉醇和多西紫杉醇 2 级以上神经毒性发生率分别为 30% 和 11%，可见多西他赛发生神经毒性的几率更小。

8. 奥沙利铂

急性、亚急性神经毒性发生于数小时至 7 天，多为指端麻木及感觉迟钝，由冷觉触发或加重；慢性神经毒性则类似于顺铂的反应，积累量增大时出现感觉异常，导致精细运动（扣纽扣、书写、持物等）的障碍。累积量在 510 ~ $765mg/m^2$ 时 3 级神经毒性的发生率为 3.2%，765 ~ $1020mg/m^2$ 时 3 级神经毒性的发生率为 28%，超过 $1020mg/m^2$ 时 3 级神经毒性的发生率为 50%。发生神经毒性的恢复时间为：3 级神经毒性恢复至较低级别需要 20 个月，2 级需要 18 个月，1 级则可在 3 个月内恢复。给药间隔时间越短，累积量越大，神经毒性越严重，但均为可逆的。还原型谷胱甘肽 $1.5mg/m^2$ 加入生理盐水 100mL 中静脉滴注（持续 15 分钟），可以预防奥沙利铂引起的神经毒性。卡马西平 0.1g 口服，每日 2 次，逐渐增量至每次 0.2g，每日 2 ~ 3 次，有研究认为该药可预防奥沙利铂引起的神经毒性，但也有学者认为该药只能改善神经毒型的症状，对临床治疗无益。使用奥沙利铂期间，避免接触冰冷物体，忌食冷饮。

四、神经毒性的防治

1. 对症治疗

（1）大剂量 B 族维生素（B_1、B_6、B_{12}），可以参与周围神经鞘的生理代谢，并参与神经递质的代谢，有助于保持正常神经传导功能。

（2）三磷酸胞苷 20mg 加入 5% 葡萄糖注射液 250mL 中静脉滴注，每日 1 次。

（3）重症病例可以使用辅酶 Q_{10}。

（4）疼痛明显者使用止痛药，如卡马西平、曲马多，也可配合镇静药，如阿米替林。

（5）炎性脱髓鞘病变可以使用肾上腺皮质激素，如泼尼松、地塞米松、氢化可的松。

（6）也可以使用血管扩张剂，如烟酸每次 50～100mg，地巴唑每次 5～10mg。

2. 氨磷汀

氨磷汀（阿米斯汀）910mg/m^2 加入生理盐水 50mL 静脉注射，持续 15 分钟，化疗前 30 分钟应用。

（1）化疗前使用本品可以预防细胞毒药引起的血液毒性（粒细胞减少、白细胞减少、血小板减少）、神经毒性、肾毒性及耳毒性，但不对肿瘤组织产生保护作用。

（2）使用本品期间应监测动脉压，若发现收缩压明显低于正常，暂时停药。如果病人 5 分钟内恢复正常，可继续注射。

目前对神经毒性缺乏特效的治疗药物，以减量、停药和对症处理为主。因此，熟悉药物的副作用、倾听患者的主诉非常重要。

3. 甲钴胺

甲钴胺口服，通常成年人每次 1 片（0.5mg），每日 3 次，可根据年龄、症状酌情增减。

五、中医防治

1. 肠功能紊乱

应用长春碱类抗肿瘤药物时需口服麻仁润肠丸 1 丸，每日 2 次，或通便灵 6g，每日 2 次。出现便秘时，治疗参考消化道反应腹痛、腹泻、便秘治疗部分。

也可口服清理肠道方，药用煨葛根 20g，黄芩 9g，桃仁 9g，丹皮 12g，赤芍 9g，陈皮 6g，生苡仁 30g，马齿苋 30g，败酱草 30g，柴胡 6g，肉苁蓉 20g，芒硝 9g，水煎服。

腹绞痛患者，可用炒白芍 60g，炙甘草 10g，水煎服。

对习惯性便秘患者，该类药物剂量宜减少或改用其他抗肿瘤药物。

2. 体位性低血压

可口服生脉饮 200mL，每日 2 次；静脉滴注参麦注射液，每日 20~30mL；中药汤剂以益气温阳为主，可选用桂枝 12g，炙甘草 10g，生黄芪 30g，制附片 10g，水煎服，久服可使血压升高，但属阴虚火旺证者禁用。

气血不足者可用党参 30g，黄精 30g，炙甘草 20g，水煎服。

亦可选用头皮针，于双侧晕听区强刺激 5 分钟后取针，每日 1 次。

3. 周围神经炎

周围神经炎，表现指（趾）端对称性麻木，四肢感觉障碍，肌肉酸痛或无力。治当活血通络，益气养血。

（1）柴胡桂枝汤加减

柴胡 12g，黄芩 10g，法半夏 10g，桂枝 10g，白芍 10g，路路通 10g，黄芪 15g，当归 15g，豨莶草 12g，桑枝 12g，水煎服。

若麻木较重，配服马钱子丸（制马钱子 30g，全蝎 3g，土元 3g，细辛 10g，朱砂 1g。前四味研极细末，蜜和，分制 80 丸，外裹以薄层朱砂，睡前用浓糖水送服 1 丸），针刺丰隆、膈俞、膻中及局部穴位，用泻法，留针 30 分钟。疼痛较重者，上方加乳香 10g，没药 10g。

周围神经炎气血虚弱较明显，乏力，汗多，面色无华，倦怠，懒言，舌淡红，苔薄，脉细者，可改用桑寄生 15g，老鹳草 15g，海桐皮 15g，郁金 10g，怀牛膝 10g，补骨脂 10g，乳香 10g，没药 10g，忍冬藤 15g，水煎服。

（2）温经通络散（中日友好医院中西医结合肿瘤科方）

药物：老鹳草、桂枝、红花、川乌等。

用法：水煎后，滤除药渣，加温水 1000mL，并将药液温度调至 35℃～40℃，浸泡患肢，每次 20 分钟，每日 2 次。

注意：避免冷、热、摩擦等理化刺激，日常需戴手套，穿着宽松鞋袜。

4. 膀胱麻痹，排尿障碍

治法：温阳利尿。

方药：五苓散加附片等。

茯苓 20g，泽泻 20g，猪苓 15g，白术 10g，桂枝 10g，附子 10g，干姜 10g，乌药 12g，黄柏 10g。水煎服。

同时配合针刺中极、归来（双）、曲骨、三阴交（双）、足三里（双），用泻法，留针 40 分钟，每日 1 次。

5. 听神经损害

可针刺医聪穴，配合听宫、廉泉、翳风、百会、足三里，均浅刺，平补平泻，留针 40 分钟，每日 1 次。

同时配合耳聋左慈丸 1 丸，每日 2 次，或杞菊地黄丸 1 丸，每日 2 次。

中药汤剂以活血通窍为法，方用通窍活血汤。药用麝香 0.5g（无麝香可改用白芷 60g）、川芎 12g，桃仁 2g，红花 10g，白芍 20g，葱白 4 根，红枣 7 枚，黄酒 2 盅。水煎服。

第十二节　手足综合征

一、手足综合征概述

手足综合征（hand – foot syndrome，HFS）早在 1984 年由哈佛医学院英格兰戴肯尼斯医院的 Jacob Lokich 和 Chery Moore 进行了报道，当时观察到在长期反复接受 5 – FU 或脂质体阿霉素化疗的患者中有 25% 发生这种特异性的皮肤综合征。手足综合征又称为掌跖感觉丧失性红斑（palmar planter erythrodysesthesia，PPES），临床主要表现为指（趾）热、痛、红斑性肿胀，严重者发展至脱屑、溃疡和剧烈疼痛，影响日常生活。多种化疗药物可引起手足综合征，还可见于阿糖胞苷、环磷酰胺、多西紫杉醇、长春瑞滨等，而近年新的化疗药物卡培他滨所致的手足综合征尤为严重，已引起了人们的重视。抗肿瘤治疗药物的发展方向是提供靶向性治疗，同时提高患者的生活质量。卡培他滨（capecitabine）就是满足了上述两个条件的新一代口服氟尿嘧啶类药物。

卡培他滨口服后经肠黏膜吸收，通过羧酸脂酶、胞苷脱氨酶和胸腺嘧啶脱氧核苷磷酸化酶（TP 酶）三步活化转变成为 5 – FU 而起作用。TP 酶是血小板衍化内皮细胞生长因子（PD – ECGF），可以促进肿瘤血管生成，在实体瘤的侵袭与进展中起重要作用，而且其在多数实体瘤（包括乳腺癌、胃癌、结直肠癌）组织中的浓度和活性均远高于正常组织，尤其是化疗不敏感的缺氧区其活性更高。有研究表明，肿瘤组织中相关酶的活性较其邻近的正常组织高 3～10 倍，因此卡培他滨口服后，在肿瘤组织内的 5-FU 的浓度明显高于血液（100 倍以上）和肌肉（2 倍）水平，能最大程度发挥抗肿瘤活性并最大限度降低 5-FU 对人体正常细胞的损害，其细胞毒作用具有较高的选择性，而且持续高浓度的 5-FU 作用于肿瘤组织，模拟持续性 5-FU 滴注的给药方式，达到抗肿瘤的作用。卡培他滨具有高效、低毒、方便服用等优点，与其他抗肿瘤药物有协同作用，并且不但对氟尿嘧啶敏感的肿瘤细胞系有效，对耐氟尿嘧啶的肿瘤细胞系也有抑制作用。美国食品和药品监督管理局已批准其用于晚期乳腺癌、结直肠癌的治疗，单药治疗蒽环类、紫杉类药物失败的乳腺癌患者，仍可获得 20%～40% 的缓解率，对大肠癌的单药有效率为 24%，稳定率为 48.3%，目前在国内已较广泛地联合或单独应用于乳腺癌及肠癌的治疗。一般用法为 2500mg/(m^2·d)，分早、晚两次餐后服用，连用 2 周、休息 1 周为一个周期。一项重要的 Meta 分析显示，持续性 5-FU 滴注与 5-FU 一次性给药相比可提高肿瘤治疗的有效率，延长中位生存期，同时明显降低 3 或 4 级的血液学和非血液学毒性，但却提高了手足综合征的发生率。卡培他滨相关性手足综合征发生率为 48%～62%，往往导致停药或减量，影响疗效并严重降低患者的生活质量，已被证实为其慢性剂量限制性毒性。因此，预防、减少 HFS 的发生及减轻其程度具有重要的临床意义，是保证卡培他滨能够长期用药的关键。

二、手足综合征的临床特点

1. 症状体征

典型的手足综合征临床表现为一种进行性加重的皮肤病变，手较足更易受累。首发症状为手掌和足底皮肤瘙痒，手掌、指尖和足底充血；继而出现指（趾）末端疼痛感，手（足）皮肤红斑及紧张感，感觉迟钝、麻木，皮肤粗糙、皲裂，少数患者可有手指皮肤切指样皮肤破损，出现水疱、脱屑、脱皮、渗出甚至溃烂，并可能继发感染。患者可因剧烈疼痛而无法行走，严重时可导致丧失生活自理能力。反应多具有自限性，但再次给药后会再次出现。

2. 病理表现

主要是基底角质细胞空泡变性、皮肤血管周围淋巴细胞浸润、角质细胞凋亡和皮肤水肿。显微镜下观察受累组织可见炎性改变、血管扩张、水肿和白细胞浸润，但还没有发现明确的标志物。Narasimhan 等通过对一名患者受累手部皮肤和皮下组织的活检发现：表皮的基底层细胞空泡变性伴增大、棘细胞层水肿和显著的角化过度，真皮层可见皮肤血管周围淋巴细胞浸润，且淋巴细胞反应均为 T 细胞介导，还可见 Langerhans 细胞显著增多。

3. 分级标准

参照美国国家癌症研究所的 NCI 分级标准。具体如下：

1 级：轻微的皮肤改变或皮炎（如红斑、脱屑）伴感觉异常（如麻木感、针刺感、烧灼感），但不影响日常活动。

2 级：红斑、肿胀、脱屑、疼痛等皮肤改变，轻度影响日常生活，皮肤表面完整。

3 级：溃疡性皮炎或皮肤改变伴剧烈疼痛，严重影响日常生活，有明显组织破坏（如水疱、出血、水肿等）。

4. 发生规律

综合多项国外大样本 Ⅱ/Ⅲ 期研究，卡培他滨相关性手足综合征的发生率多在 48% ~ 62%，最高亦有 74% 的报道，而 3 ~ 4 级的发生率在 10% ~ 24%。HFS 通常是自限性的，是否具有累积性尚不明确。

5. 危险因素

一项重要的 Meta 分析比较了 5 – FU 一次性给药和持续性滴注两种用药方法所致毒副作用的情况，指出持续滴注给药方式（$P < 0.0001$）、老年患者（$P = 0.009$）及女性患者（$P = 0.04$）发生 HFS 的风险明显增高。卡培他滨口服具有模拟持续性 5 – FU 滴注的给药方式，但是并未明确观察到卡培他滨相关性 HFS 与年龄和性别的关系。卡培他滨相关性 HFS 与患者行为特征的关系仍需进一步研究。

三、手足综合征的发病机制

卡培他滨引起手足综合征的确切机理尚不清楚。根据既往研究认为由 5 – FU 所致的手足综合征具有剂量依赖性，且与药物代谢产物在皮肤的蓄积有关，而在卡培他滨相关手足综合征中却未观察到此。药代动力学研究显示口服卡培他滨后的血清 5 – FU 浓度较低，这无法解释其所致手足综合征的高发病率，因此有假设认为是 5 – FU 的代谢产物而并非 5 – FU 本身导致了这一毒性，口服优福定（替加氟和尿嘧啶的复合体）的患者并不存在手足综合征可作为支持这一假设的证据。卡培他滨相关性手足综合征的原因，一种观点认为由于皮肤的胸苷磷酸化酶（TP 酶）高表达和二氢嘧啶脱氢酶（DPD 酶）低表达，这可能导致卡培他滨代谢产物的蓄积，造成 HFS 发生率的增加；另一种观点认为卡培他滨可能经由外分泌腺系统（汗腺）排出，而手和足部的外分泌腺体数量较多，在这些部位进行的卡培他滨的排泄可能是造成 HFS 的原因；还有一种假定认为 HFS 的发生可能与手和足部的血液循环丰富及局部压力、温度较高有关；也有观点认为基于 HFS 的病理表现，考虑是一种炎性反应，可能与环加氧酶（COX – 2）过表达有关。

目前这方面的热点研究试图从"胸苷磷酸化酶（TP 酶）的高表达和二氢嘧啶脱氢酶（DPD 酶）的低表达"角度解释这一问题。DPD 酶是卡培他滨代谢途径的一个重要的限速酶，能将 85% 的活性 5 - FU 转化为无活性的代谢产物。在人群中有 2% ~ 4% 的人缺乏此酶，可导致 5 - FU 蓄积引发严重的不良反应。

有研究者对比观察 12 名健康志愿者的皮肤活检，以手掌皮肤为观察区、手背皮肤为对照区，测量 TP 酶、DPD 酶和 Ki - 67（一种细胞增殖标志物）的表达，初步研究显示 Ki - 67 在两组中的表达无差异，TP 酶在观察组和对照组的基底层均有显著表达，而 DPD 酶在对照组中的表达要明显高于观察组。据此作者认为，在皮肤的 TP 酶高表达使卡培他滨局部活化，而在掌区的低 DPD 酶水平可以解释为何在掌部优先、特异地发生 HFS。另外临床前期研究显示，TP 酶水平高的癌细胞对卡培他滨更敏感，因此，我们可以通过测定患者的 TP 酶和 DPD 酶活性来预测疗效和不良反应，更好地实现肿瘤的个体化治疗。

另外有研究者的研究却有不同结论，他们在三个大型试验中选取了 36 名肿瘤病人以对"卡培他滨 ± 放射治疗"对局部进展期胰腺癌的治疗作用进行评估，也对 TP 酶和 DPD 酶水平进行了测定，但没有发现与 HFS 的发病相关性，而观察到接受放射治疗的病人 HFS 的发病率较低。

以上各种假设以及相互对立的结论也说明，要完全阐明卡培他滨相关性手足综合征的病理生理学基础还需要开展许多工作。

四、防治措施

1. 健康宣教及心理疏导

应在治疗前对患者详细阐明卡培他滨的不良反应，使患者了解手足综合征的症状、机理和相应的处理措施，而且即便发生手足综合征也无生命危险，减少患者的恐惧，帮助其放松及调整心态并配合治疗。

2. 局部护理及注意事项

应保持受累皮肤湿润，可将患部在温水中浸泡 10 分钟，然后在湿润的皮肤上涂抹湿润剂，如含有绵羊油的软膏、凡士林软膏，以有效地将水分吸附在皮肤上，使受损皮肤免受其他潜在抗原性物质的刺激。在局部皮肤出现水疱后要防止水疱破裂并应用抗生素预防感染，对水疱已破裂者要给予清洁换药处理直至创面痊愈。还应尽量减少手足部位皮肤损伤的几率，如外出时着长衣长裤以避免日光直接照射，可使用防晒霜。另外，应告知患者穿戴宽松的鞋袜、手套以避免手足的频繁摩擦和过度受压，并避免进行较重的体力劳动和激烈的运动。对于皮肤感觉异常的患者应避免接触过冷、过热、尖锐及刺激性物品，以免发生冻伤、烫伤和外伤。

3. 调整剂量及停止用药

停药及减量仍为目前的主要治疗手段。

4. 药物治疗

（1）维生素 B_6

维生素 B_6 每天 300mg，化疗开始前 1 天口服，直至化疗周期结束。

（2）环加氧酶特异性抑制剂

基于手足综合征可能与环加氧酶（COX－2）过表达有关的考虑，有观点认为 COX－2 特异性抑制剂塞来昔布（celecoxib）可用于预防 HFS 或减轻 HFS 的程度。

（3）维生素 E

维生素 E 每日 300mg，化疗开始时口服，治疗 1 周。

（4）局部外用药物

有研究认为局部外用表面麻醉剂或苯海拉明霜可减轻疼痛、

不适并预防感染。

（5）其他

局部应用二甲基亚砜、局部或全身应用皮质激素类药物、局部外用尼古丁膏贴剂以及静脉滴注细胞保护剂阿米福汀（amifostine，AMF）均有报道用于治疗其他多种药物所致的 HFS，但对于卡培他滨相关的 HFS 疗效尚无临床应用经验。

五、中医防治

HFS 作为随着肿瘤临床治疗进展出现的新的并发症，在中医传统典籍中并无明确相应的记载，在辨证论治理论的指导下，我们认为化疗性 HFS 属于中医学中"血痹"的范畴。《素问·五脏生成》曰："血凝于肤者，为痹。"

手足综合征为化疗药物引起的手足部皮肤出现红斑、水肿、水疱、脓疱、色素沉着、皮肤皲裂等皮肤损害表现，并伴有疼痛、麻木感等自觉症状的一系列症状。中医认为其总的病因病机是气血亏虚，经络瘀阻。化疗药物或靶向药物均为有毒之品，恶性肿瘤患者化疗后药毒损伤气血，而出现气虚血瘀的表现，在全身可表现出乏力、气短、精神萎靡，气虚而推动无力，故血行不畅而成血瘀。若患者素体阳气不足，药毒侵入体内后化为虚寒之邪，寒瘀互结阻于经络，经气不利，遂感手足麻木，不通则痛，则感手足疼痛。若素体肝气郁结，则药毒入里易化热化火，热毒之邪侵及肌表，则见皮肤红肿、红斑等表现。若平素嗜食肥甘厚味伤及脾胃，内生痰湿者，遇化疗药毒入侵，湿毒互结发于肌肤，则见手足出现水疱、脓疱、流脓、渗出等表现。若素体阴血不足者，药毒进一步伤及阴血，血虚生风生燥，气血不荣四末，可见手足皮肤干燥、脱皮、皲裂等症状。

临床通过辨别皮损特点及自觉症状可将手足综合征分为虚寒

瘀阻、湿热毒结、血虚风燥三型，这三种证型均有其独特的临床表现。并且，通过对临床病例的观察，发现这三种证型的发生也与所使用的抗肿瘤药物有一定关系，如虚寒瘀阻型常见于希罗达和奥沙利铂或多西他赛联用时，生物靶向药物常出现湿热毒结型手足综合征，而血虚风燥型常见于单药希罗达或紫杉醇化疗者。

虽然手足综合征在临床上可以分为三种不同中医证型，但是该病总的病因病机是一致的，即均是由于抗肿瘤药物伤及经络气血所致气血亏虚，经络瘀阻。临床治疗时应以行气活血、解毒通络为基本治法。

1. 内服方

当归四逆汤加味（浙江省宁波市中医院方）：当归 10g，桂枝 10g，白芍 15g，细辛 3g，木通 10g，生甘草 6g，大枣 6 枚，蜈蚣 3 条。水煎服，每日 1 剂，早晚分服。

2. 中医外治法

（1）通络散（中日友好医院中西医结合肿瘤科方）

药物组成：老鹳草、红花、川芎等。

随症加减：虚寒瘀阻型，症见手足皮肤色素沉着，指（趾）甲改变，暗红色斑疹，皮肤角化增厚，或干裂脱皮，或皮肤萎缩，加黄芪、淫羊藿、当归等。湿热毒结型，症见疼痛、麻木、瘙痒、胀感明显，皮肤呈鲜红色，皮肤水肿，鲜红色斑丘疹，水疱，或破溃流脓，可伴发于面颊，恢复期可见皮肤萎缩、变薄，加川乌、草乌、川椒目、羌活、威灵仙等。血虚风燥型，症见皮肤疼痛、瘙痒、干燥、粗糙、角化增厚，皮肤脱屑、皲裂，伴或不伴指（趾）甲增厚及颜色改变，加地肤子、五倍子、白鲜皮、刺蒺藜等。

使用方法：水煎 1000mL，调至药液温度 30℃～35℃，分别浸泡手足各 20 分钟，每日早晚各用 1 次，6 天为一个疗程，应用两个疗程。

注意事项：存在手足部位皮肤病的患者慎用；有药物接触过敏史者慎用；合并严重糖尿病致周围神经病变者应注意调节药液温度，防止烫伤。

（2）加味桂枝汤熏洗（浙江中医药大学附属第三医院方）

药物组成：桂枝 12g，白芍 18g，生姜 10g，威灵仙 30g，刺蒺藜 30g，杜红花 6g，连翘 30g，生甘草 10g。

使用方法：外用浸泡患部，中药煎剂加热至 80℃，每次熏蒸 10 分钟，温度冷却至 35℃~37℃，浸泡 20 分钟，早晚各 1 次。

（3）四妙活血散外洗（河南省中医药研究院附属医院方）

药物组成：黄柏 50g，苍术 50g，生苡仁 50g，川牛膝 50g，桃仁 30g，红花 50g，苏木 50g，伸筋草 50g。

使用方法：水煎后洗双手双足，每天 3 次，每次 30 分钟以上，停服卡培他滨后再用中药熏洗 7 天。

（4）外洗方（浙江省杭州市中医院方）

药物组成：当归 30g，红花 15g，白芍 30g，川芎 20g，鸡血藤 30g，桂枝 15g，威灵仙 15g，老鹳草 20g。

使用方法：水煎至 300mL，加入温水至 1000mL，早晚外洗浸泡 2 次，每次 30 分钟，治疗 2 周。同时配合口服通络建中汤（当归 10g，红花 6g，白芍 10g，川芎 10g，鸡血藤 15g，桂枝 10g，党参 30g，白术 12g，茯苓 10g，威灵仙 10g，老鹳草 10g，每日 1 剂，煎至 200mL，早晚分服）。

注意事项：有出血、渗出者给予乙烯吡咯烷酮碘消毒处理。

（5）中药熏洗自拟方（浙江省肿瘤医院方）

药物组成：生黄芪 40g，紫丹参 30g，当归 10g，生地 30g，赤白芍各 15g，川芎 12g，七叶一枝花 15g，生薏苡仁 30g，生白术 30g，红花 10g，生甘草 10g。

使用方法：煎液熏、泡洗双手双足，每天 3~4 次，每次 30 分钟以上，泡洗后涂擦芦荟膏。中药熏洗直到停用卡培他滨后 7 天。

（6）外洗自拟方（广东省中医院方）

药物组成：鸡血藤、白鲜皮、苦参、蛇床子各 45g，桃仁、积雪草、赤芍各 30g，红花 20g，防风 15g。

使用方法：每天 1 剂，煎取 1500mL，浸洗双手、双足，每次 30 分钟，每天 3 次。同时配合中药内服（黄芪、党参、鸡血藤各 20g，徐长卿、炒白术、桃仁、熟地黄、山药各 15g，茯苓、红花、当归、附子、鹿角霜、桂枝、山茱萸、牡丹皮、泽泻各 10g，甘草 5g，煎取 250mL，早晚分服，每日 1 剂）。

第十三节　关节肌肉痛

一、关节肌肉痛概述

紫杉醇是目前临床上最常用的抗肿瘤药物之一，主要适用于卵巢癌和乳腺癌的治疗，对肺癌、直肠癌、黑色素瘤、头颈部癌、淋巴瘤和脑瘤也有一定疗效。紫杉醇是红豆杉属植物中一种次生代谢产物，是目前唯——种微管特异性稳定剂，细胞接触紫杉醇后会在细胞内积累大量的微管，这些积累的微管干扰了细胞的各种功能，特别是能使细胞分裂停止于有丝分裂期，阻断细胞的正常分裂。作为细胞毒药物，也有许多不良反应，其中关节肌肉疼痛是常见的副作用之一，对患者的生活质量影响很大。

二、关节肌肉痛临床特点

国内报道紫杉醇化疗致肌肉、关节疼痛发生率为 34.1%，国外报道含紫杉醇化疗方案的乏力、肌肉酸痛发生率为10%。动物实验证实紫杉醇可造成大鼠坐骨神经纤维髓鞘板层结构松散、肿胀变形、机械痛阈和热痛阈变化，这可能为其机制。疼痛部位主要是四肢关节部位，如指关节、腕关节、趾关节、踝关节等，多出现于给药后1~3天内，几天即可自行恢复。肌肉、关节痛的发生率和严重程度表现为剂量依赖性。

三、关节肌肉痛的防治措施

1. 预防宣教

对于使用紫杉醇化疗的患者，在治疗过程中应加强护理，嘱患者注意保暖，调整饮食结构，勿接触冷水及进食冷饮等寒凉之品。进行癌痛规范化治疗宣教，加强心理健康辅导。

2. 对症治疗

（1）消炎痛栓

对于紫杉醇静滴结束后24小时开始出现关节肌肉疼痛患者，若疼痛程度为中度以上（因疼痛而影响睡眠），无非甾体药物使用禁忌者，给予消炎痛栓75mg纳肛，每8小时1次，连用1~3天。必要时改为口服吗啡片。

（2）双氯芬酸钠

口服，每日1次，每次100mg，或者每日1~2次，每次75mg。晚餐后用温开水送服，需整片吞服，不要弄碎或咀嚼。

（3）葡萄糖酸钙注射液

对肌肉、关节疼痛者，在化疗的同时给予葡萄糖酸钙10mL，加入100mL 0.9%氯化钠注射液中静脉滴注，每日1次，至肌肉、关节疼痛症状完全消失后继续应用2天停药。

四、中医防治

化疗后肌肉、关节疼痛以四肢关节对称性的疼痛感为主症，临床主要表现为四肢肌肉酸胀、疼痛难忍、屈伸不利、运动障碍等，故属于中医学"痹证"的范畴。其病机为气血两虚，气滞血瘀，营卫失调，而致筋脉失养，络脉痹阻，为本虚标实之证。《灵枢·九针》曰："邪入于阴，则为血痹。"《杂病源流犀烛·诸痹源流》云："痹者，闭也。三气杂至，壅闭经络，血气不行，不能随时祛散，故久而为痹。"临床实践发现患者在使用紫杉醇等化疗药物过程中，除肌肉、关节疼痛外，常伴有畏寒怕凉、神疲懒言、倦怠乏力、纳差、恶心呕吐、舌质淡暗或舌体胖大边有齿痕、舌苔白腻、脉沉细等阳虚证候，故认为其病机为阳虚寒凝，气虚血瘀，经络痹阻。治当温经通络，散寒止痛，补气活血。

1. 内服方

（1）金匮肾气丸加减

药物组成：熟地黄 12g，山药 12g，山萸肉 12g，茯苓 9g，泽泻 9g，牡丹皮 9g，桂枝 15g，附子 15g，赤芍 12g，地龙 10g。

使用方法：水煎后，口服，化疗开始前服用，至紫杉醇化疗结束 1~3 天。

（2）芍药甘草汤

药物组成：芍药 20g，生甘草 12g。

使用方法：水煎后，口服。

2. 外治法

（1）温经通络止痛方（中日友好医院肿瘤科方）

药物组成：生艾叶 20g，炮干姜 20g，桂枝 20g，川芎 20g，细辛 10g，老鹳草 20g，鸡血藤 20g，木瓜 20g，防风 15g。

使用方法：将上述药物用水浸泡后，以水煎煮成 1500mL 药液，灌入开水瓶中，使用时将其倒入木盆中，开始水温较高，先用大毛巾将木盆盖住，在患者能耐受的情况下熏蒸双手及双足关节，待水温降至 40℃～45℃ 时，开始用温水淋洗双上肢、双膝、双腿、双足，约 30 分钟。

（2）温通止痛方（河北省唐山市人民医院方）

药物组成：麝香 1g，草红花 10g，血竭、乳香、没药各 3g，川乌、草乌各 2g，丹参 10g，苏木 10g，七叶草 10g，土鳖虫 10个，地龙 10g，川芎 9g。

使用方法：用 56～65 度白酒 200mL 浸泡 1 周，期间每天摇晃一次，使药液混合均匀，不能打开瓶盖，药物制备好后备用。化疗第 3～5 天，用上述药液均匀涂于患者疼痛之处，外用保鲜膜覆盖，直至疼痛消失为止。

第十四节　过敏症状

在抗癌剂中以血液毒性和消化道毒性为主的副作用有很多，常常因这些毒副作用而加重了病情。在对待抗癌剂毒副作用方面，人们常重视这些发生率较高的副作用，而容易轻视抗癌剂的过敏症状（HSRs），但在过敏症中有引起严重的过敏性休克的情况，所以过敏症状必须引起足够的重视。

如果根据 Gell 和 Coombs 的分类法，HSRs 被分为 4 个类型：Ⅰ型是速发型过敏反应，如过敏性休克、哮喘、荨麻疹、过敏性鼻炎等；Ⅱ型是细胞溶解型或细胞毒型，如溶血性贫血等；Ⅲ型是免疫复合物型，如血清病等；Ⅳ型是迟发型过敏反应，如接触性皮肤反应等。

抗癌剂能引起各种各样的过敏反应，但关于这些过敏反应的发生机制还不十分清楚，本节以全身性 HSRs 为主做一介绍。

一、引起 HSRs 的抗癌剂

到目前为止，几乎所有的抗癌剂都被认为能够引起不同程度的 HSRs。如表 20 所示引起上述过敏症状的抗癌剂，有一大半其过敏机制尚不清楚。

表20　引起 HSRs 的抗癌剂

HSRs 的程度	抗癌剂
发生率较高，症状较重的药物	左旋门冬酰胺酶（L - asparaginase，L - ASP）（10% ~ 20%）、紫杉醇（paclitaxel）、DDP（静脉内 5%，膀胱内 20%）、MTX（大剂量疗法时）、BLM、新制癌菌素（neo-carzinostatin）
比较少见，但有时可引起较重症状的药物	阿霉素（doxorubicin）、柔红霉素（daunorubicih）、培洛霉素（peplomycin）、卡铂、足叶乙苷（VP - 16）、阿糖胞苷（Ara - C）、依诺他滨（enositabine）、硫唑嘌呤（azathioprine）、CTX、达卡巴嗪（dacarbazine）、米托蒽醌（mitoxantron）、美法仑（melphalan）
非常少见，引起症状较轻的药物	吡柔比星（pirarubicin）、阿柔比星（aclarubicin）、表阿霉素（epirubicin）、阿布拉霉素（chromomycin）、色霉素、MMC、氮芥（nitrogen mustard）、异环磷酰胺（ifosfamide）、噻替哌（thiotepa）、卡波醌（carboquone）、白消安（busulphan）、尼莫司汀（nimustine）、雷莫司汀（ranimustine）、5 - 氟尿嘧啶（5 - FU）、替加氟（tegafur）、卡莫氟（carmofur）、去氧氟尿苷（doxiflurdine）、巯基嘌呤（mercaptopurine）、替尼泊苷（teniposide）、长春新碱（vincristine）、长春碱（vin-blastine）、长春地辛（vindesine）、丙卡巴肼（procarbazine）

1. 紫杉醇/泰索帝

现在紫杉醇（紫素，paclitaxel）在欧美主要用于乳腺癌、卵巢癌，对肺癌等也有一定疗效，其引起 HSRs 的发生率较高，有报道称即使在一期试验也有许多 HSRs 发生。多采用前驱给药法。据报道，812 例患者用紫杉醇后 41% 的患者发生 HSRs，2% 是重度症状者。这些症状是呼吸困难、血压降低、血管性水肿、颜面潮红、红斑、胸痛、脉率增快等。重度症状者在用紫杉醇后几分钟内出现。HSRs 的发生机制不能完全用组胺及其他血管活性物质释放、为了溶解紫杉醇而使用激素等说法解释。Weiss 等认为，在用紫杉醇前提前应用糖皮质激素（地塞米松）、H_1 受体拮抗剂（苯海拉明）、H_2 受拮抗剂（西咪替丁、雷尼替丁、法莫替丁）很有必要。另外，HSRs 出现后禁止再次给药，但 Peereboom 等报道 HSRs 出现后通过变更给药方法还有再次给药的可能性。目前，关于再次给药尚未取得一致的意见。

国际癌症机构加拿大临床试验组（NCIC - CTG）对 407 例卵巢癌患者给予紫杉醇，分为高剂量组、低剂量组、3 小时给药组、24 小时给药组，对四组间作了比较，发现 HSRs 的出现与给药量和给药时间没有依存关系，又发现试验过程中重度 HSRs 的患者占 1.3%，轻度的占 42%。

在给予紫杉醇时前驱给药举例如下：①地塞米松 20mg，口服（也可静脉给药），每日 2 次，在给予紫杉醇 6~12 小时前用药。②苯海拉明 50mg，静脉注射，在给予紫杉醇 30 分钟前用药。③雷尼替丁 50mg，或西咪替丁 300mg，或法莫替丁 20mg，静脉注射，在给予紫杉醇 30 分钟前用药。

最重要的事实是即使实施了前驱给药，但目前来说完全预防 HSRs 是不可能的。另外，预测 HSRs 也是不可能的。因此，密切观察给药后的病情是必要的。

在应用多西紫杉醇（泰索帝，docetaxel taxotere）前 3 天口服地塞米松，每次 16mg，每日 1 次。若不采用前驱给药，将有 17%~26% 的人有 HSRs 发生，42%~61% 的人有皮肤症状。在日本，采用每隔 3 周 $60mg/m^2$ 的用药方法，不知是否是因为剂量小，没有重度 HSRs 发生。实践证明，对 HSRs 采用前驱给药是有效的。

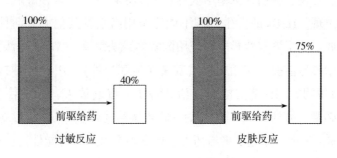

图 2　紫杉醇前驱给药的效果

2. 左旋门冬酰胺酶

高分子的蛋白酶作为抗癌剂，可以治疗急性白血病、恶性淋巴瘤等。已知左旋门冬酰胺酶（L - Asparaginase，L - ASP）也是HSRs 发生率较高的药物之一，其症状为呼吸困难、血压降低、颜面浮肿、喉头痉挛、腹痛、神志淡漠等，发生率为 10% ~ 20%。Evans 等对给予 L - ASP 后引起 HSRs 的 36 例患者的研究发现，44%患者是重度过敏反应。另外，如下因素可以助长（诱发）HSRs 的发生：①特异性体质或有过敏史。②以前有用药史（用药几个星期或几个月）。③未连续用药（如间隔 1 周）。④未使用强的松、6 - 巯基嘌呤和（或）长春新碱。⑤大剂量用药。

在临床上关于引起 I 型过敏反应的机理尚不明确。另外，与长春新碱、强的松、6 - 巯基嘌呤等药物合用，并采用肌肉注射给药，可以使 HSRs 的发生率减少到 10% 以下。但是有报道称即使采用了肌肉注射给药，数小时后也可发生中度的 HSRs。这些HSRs 大多可用类固醇制剂及升压药改善，但也有死亡病例的报道，必须引起注意。

3. 铂制剂

铂制剂的 HSRs 大部分是 I 型过敏反应。

DDP 静脉给药其 HSRs 的发生率在 5% 以下，膀胱内给药发生率在 20% 左右，胸腹腔内给药发生 HSRs 的几率非常小。常出现的症状有眩晕、瘙痒、咳嗽、呼吸困难、血管性浮肿、呕吐、气管痉挛、红斑、血压低下、眼睑浮肿等。但这与紫杉醇、左旋门冬酰胺酶不同，几乎未见有因 HSRs 而引起死亡的报道。平常在临床上为了防止 DDP 引起的呕吐，常用大量的胃复安、类固醇制剂、抗组胺制剂等，这是出于这些药有预防 HSRs 发生的考虑。另外，还有少数人可发生 II 型过敏反应溶血性贫血的报道。但是，实际上由 DDP 引起的血液毒性（贫血）大部分被掩盖了。给予 DDP 后红细胞压积值急剧降低时，应考虑为 II 型过敏反应。

CBP 也可引起 HSRs，但发生率为 2.5% ~ 10%。Bacha 和 Allen 等报道，用 DDP 能引起 HSRs 的患者，用 CBP 同样可引起反应，因此，对铂制剂有必要引起全面的注意。

奥沙利铂的过敏反应多发生于用药第 7 ~ 10 个周期，累积剂量为 600 ~ 840mg/m^2，常出现在开始输注后 5 ~ 10 分钟。

4. 博莱霉素

博莱霉素（bleomycin，BLM）HSRs 的发生率较低，有时可引起重度的高热（40°C 以上）、休克、DIC、少尿等症状。这些症状常发生在恶性淋巴瘤患者身上，其发生率为 1% ~ 8%。关于发生原因尚不明了。

5. 氨甲蝶呤

氨甲蝶呤（methotrexate，MTX）也可引起 HSRs，特别是在大剂量用药时，发生率较高。其症状以过敏症状为主（I 型），但这个机理尚不明了。除此之外，还可引起较少的 II 型及 III 型过敏反应。

6. 靶向药物

曲妥珠单抗、贝伐单抗等是蛋白制品的生物制剂，较易发生过敏反应。

二、HSRs 的防治

现在，对抗癌剂的 HSRs 尚无明确的预防方法，大多采用对症治疗。在这种现状下，对各种抗癌剂 HSRs 的发生率做详细了解是必要的。对那些 HSRs 发生率高甚至能引起死亡的重度症状的抗癌剂要慎重使用。另外，要尝试着使用那些引起 HSRs 可能性小的药物。

HSRs 是否出现已成为选择抗癌剂的参考条件之一。若出现了症状，就应采取正确的方法，迅速地对症处理。

1. 过敏性休克抢救

0.1% 肾上腺素 0.5 ~ 1mL，皮下或静脉注射，每 15 ~ 20 分钟重复，直至反应消退；苯海拉明 50mg 肌肉注射，地塞米松 10 ~ 20mg 静脉注射；多巴胺 20mg 加入 5% 葡萄糖注射液 250mL 中静脉泵入，75 ~ 100 μg/min，根据血压情况调整泵速，最大剂量为 500μg/min；氨茶碱 0.125 ~ 0.25g 加入 50% 葡萄糖注射液 40mL 缓慢静点，每日总量小于 1g，用于有喘鸣而用肾上腺素无效者。

2. 皮肤损害

（1）轻症病例

抗组胺药物 1~2 种口服；维生素 C 1g 静脉注射，每日 1 次；10% 葡萄糖酸钙或者 10% 硫代硫酸钠 10mL 静脉注射，每日 1~2 次；局部外用炉甘石洗剂、扑粉。一般 1 周左右痊愈。

（2）病情稍重的病例

皮疹广泛，且伴发热者，应卧床休息，涂抹上述药物；泼尼松 20～30mg，每日分 3～4 次口服。一般 2 周左右可以完全恢复。

（3）严重病例

重症多形红斑、大疱型表皮坏死松解症、全身剥脱性皮炎者，可用氢化可的松 300～500mg、维生素 C 3g、10% 氯化钾注射液加入 5% 葡萄糖注射液 1000mL 中缓慢静脉滴注，每日 1 次，保持 24 小时持续滴注，待体温恢复正常、皮疹大部分消退、血象正常时，逐渐减小激素用量，原则是每次减量为上次剂量的 1/6～1/10，每减一次，观察 3～5 天，注意减量中的反跳现象；选用 2 种抗组胺药物同时服用；输新鲜血液或血浆，每次 200～400mL，每周 2～3 次，一般 4～5 次即可；适当使用抗生素可以预防感染，但应慎重，患者多处于高度过敏状态，易发生新的药物过敏。

密切关注水、电解质平衡；酌情应用三磷腺苷、辅酶 A、肌酐及维生素 B_6。

3. 局部治疗

（1）皮肤黏膜

早期急性阶段，皮损可用大量扑粉或炉甘石洗剂；如果有渗出可用生理盐水或 3% 硼酸溶液湿敷，每日更换 4～6 次，待干燥后改用 0.5% 新霉素、3% 糠馏油糊剂，每日 2 次。

（2）眼结膜、角膜

用生理盐水或 3% 硼酸溶液冲洗，曲安西龙或氢化可的松滴眼，每 3～4 小时一次。

（3）口腔及唇部

复方硼砂液含漱，每日数次，外搽黏膜溃疡膏或珠黄散、锡类散。

三、中医防治

病因分为内因和外因，先天禀赋不足为发病的内在条件，化疗药作为外来邪毒，多与六淫之邪相兼侵犯人体为病，形成痰湿、瘀血等病理产物，或滞于肌肤，或贮于肺脏。实者宜祛风活血，宣肺化湿，虚者宜补肾健脾益肺。

1. 经验方

过敏煎（名老中医祝湛予经验方）：防风 10g，银柴胡 10g，乌梅 10g，五味子 10g。水煎服，每日 1 剂。

2. 中成药

抗敏灵口服液，每次 20mL，每日 3 次，口服。

消风止痒颗粒，口服，1 岁以内一日 1 袋，1~4 岁一日 2 袋，5~9 岁一日 3 袋，10~14 岁一日 4 袋，15 岁以上一日 6 袋，分 2~3 次服用，或遵医嘱。

3. 针灸

主穴：人中、合谷、足三里、中冲。

操作方法：如出现寒战、胸闷、呼吸急促、四肢发冷、面色苍白、脉细缓、血压下降等症，以上穴为主穴，施捻转手法，强刺激，留针 30 分钟，间隔 5 分钟捻转一次，如间隔 5 分钟未见症状缓解，加灸百会穴，直至恢复正常体征为止。如出现哮喘、呼吸困难、全身泛发性荨麻疹性团块、瘙痒，则以上穴为主，同时配天突、定喘、膻中、肺俞、委中、膈俞等穴，均用强刺激捻转，留针 30 分钟。

4. 穴位贴敷

药物组成：麻黄、白芥子、细辛、甘遂、白芷、制川乌等。按比例研成粉末，用姜汁调成膏状，做成黄豆大小的小药丸备用。

取穴：大椎、天突、膻中、风门、肺俞（双侧）等。

操作方法：患者取坐位或俯卧位，暴露所选穴位，先用姜片涂擦局部穴位，再用胶布将药膏贴于穴位上，成人一般贴 8 ~ 24 小时。

第十五节　漏出性皮肤损害

由于癌症患者多次化疗及全身功能低下，静脉回流较差，时常因抗癌剂漏出血管外引起皮肤损害，发生率为 0.1% ~ 6%。

对于漏出性皮肤损害，首先要考虑的问题是，本病有发展为医疗事故的可能性。即使采取了万全之策，也有可能引起血管外漏出，但是患者常认为抗癌剂的漏出是单纯的医疗事故，若症状恶化还要追究医院的责任。因此，临床上经常遇到被尽心治疗的患者强烈地诉说着不满的情况。治疗的同时应考虑到患者的精神状态，耐心向患者解释，并与专科医生协作，共同治疗本病。

一、引起漏出性皮肤损害的抗癌剂

在抗癌剂中有即使漏出少量也容易导致水疱性皮肤坏死、引起难治性皮肤溃疡的糜烂剂（vesicant drug）和即使漏出多也很难引起炎症、坏死的非糜烂剂（non‐vesicant drug），其中有在局部引起炎症反应但不至于导致溃疡形成的刺激性药物。属糜烂剂的 ADM、柔红霉素等常在漏出后经过 2 ~ 3 个月才形成明显的溃疡，故对其过程进行观察是必要的。有报道称 ADM 经过数月后在漏出部位仍有残留。

应注意有无漏出的抗癌剂如下：

1. 糜烂剂

放线菌素 D（dctinomycin D）、ADM、安吖啶（amsacrine）、

比生群（bisantrene）、柔红霉素（daunorubicin）、表阿霉素（epirubicin）、新制癌菌素（neocarzinostatin）、长春碱（vinblastine）、长春新碱（vincristine）、长春地辛（vindesine）、诺维本、丝裂霉素 C。

2. 刺激药

阿柔比星（aclarubicin）、博来霉素（bleomycin）、卡铂（carboplatin）、卡波醌（carboquone）、DDP、CPA、依诺他滨（enocitabinc）、依托泊苷（VP - 16）、5 - 氟尿嘧啶（5 - FU）、异环磷酰胺（ifosfamide）、依立替康（irinotecan，CPT - 11）、米托蒽醌（mitoxantrone）、新制癌菌素（neocarzinostatin，NCR）、尼莫司汀（nimustine，ACNU）、培洛霉素（peplomycin）、雷莫司汀（ranimustine）、噻替哌（thiotepa）。

3. 非糜烂剂

阿糖胞苷（Ara - C）、达卡巴嗪（dacarbazine）、左旋天冬醯胺（L - asparaginase）、氨甲蝶呤（MTX）、普卡霉素（mithramycin）、干扰素 α 及 β（interferonα、β）、白细胞介素 -2（interleukin - 2）、替加氟（tegafur）。

二、抗癌剂注射时的注意事项

抗癌剂（特别是糜烂剂）必须由那些熟悉药物副作用的医生应用，不能让那些缺乏化疗经验的医生应用。

注射部位最好选在前臂，手背可作为替换部位。注射失败后，可更换到另一手臂或者原注射部位的近端。刺激性强的药物应建立中央静脉通路（PICC 置管术）。注射完成后用生理盐水静滴冲洗静脉。

抗癌剂的注射部位与其产生皮肤损害的严重程度有关，要避开手背部、手关节部、肘窝部，选择前臂软组织较多、避开神经及肌腱部位的血管。因手腕部肌腱群较多，皮下组织较少，即使漏出少量药物也可能导致肌腱变性，容易形成瘢痕。手背部肉眼能看到的血管由于静脉回流不好，不适宜在此行穿刺输注化疗药（实践中由于没有适当的血管，不得不选择这里的血管）。另外，行腋窝淋巴结清扫术后在手臂血管上输注化疗药，常常可导致漏出性损害，因此如果判断有静脉回流不畅，应考虑选择其他血管。注射抗癌剂时，患者如有不适感或疼痛时应立即停止注射，所以确定有无漏出，也是很重要的。

三、漏出后的治疗

1. 治疗方法的选择

很多患者有慢性骨髓抑制，在检查白细胞、血小板数的同时，应检查有无糖尿病等并发症。高龄患者由于免疫功能不全，更应特别注意，有时会因合并感染而加重病情。抗癌剂漏出后的治疗，确实能防止组织坏死的方法目前尚未确定，但患部的冷敷和抬高、外用药剂和雷夫奴尔湿敷等，以及糜烂剂漏出后进行积极的治疗，是非常必要的。

抗癌剂漏出后的治疗方法：

（1）局部冷敷，雷夫奴尔湿敷，抬高患侧肢体。

（2）类固醇制剂局部注射和全身给药。

（3）特定的解毒剂局部注射和外用。

（4）体外诱导法（针刺或按摩）。

（5）早期局部切除，清创等。

2. 类固醇制剂局部注射法

类固醇制剂局部注射法是现在抗癌剂漏出后选择的最好的方法，关于类固醇的作用机制不清楚的地方很多，有不同的用法，图 3 表示日本国立癌症中心医院进行的方法。

氢化可的松……100~200mg

1%普鲁卡因……1mL

生理盐水……4~8mL

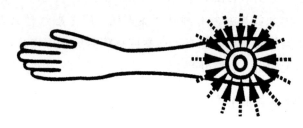

＊从漏出部位大2倍范围的周围向中心部位缓缓皮下注射。

＊＊根据化疗药的种类、漏出量及范围调节氢化可的松的量及总量。

图3　抗癌剂漏出时的治疗

（1）漏出后立即在局部注射类固醇制剂。

（2）如果经上述处理72小时后仍有疼痛，用浸有0.1%依沙吖啶溶液或者硫酸镁混合液（50%葡萄糖注射液20mL＋25%硫酸镁＋维生素 B_{12} 500μg）的湿布冷敷渗漏处皮肤。或者涂抹多磺酸黏多糖乳膏（喜辽妥）。如疼痛较重，可用0.5%普鲁卡因20mL加地塞米松5mg局部封闭。

（3）第2天用类固醇外用剂涂抹，其上用浸有0.1%依沙吖啶溶液的湿布冷敷，每日2次，连续用1周。

3. 特定解毒剂的试用

对漏出药剂在局部给予特定的解毒剂（antidotes），从理论上讲是有希望的，但实验和临床效果还不十分明了。

Oliver等报道，对抗癌剂漏出的患者20例（ADM18例，柔红霉素2例），在比漏出范围大2倍的范围内，每日给予99%二甲基亚砜（DMSO），连用14天，经过3个月的观察发现，16例有可能有溃疡形成及有必要外科治疗的患者，无一例发生溃疡。另外，还有许多 DMSO 有效性的报道，但在本国没被认可。MMC 也与 ADM 一样，同样是引起重度溃疡形成的药剂，有报道称在局部注射维生素 B_6 可以减轻损害。这样的话，在局部注入与 MMC 漏出量同量的维生素 B_6，将会取得较好的疗效。

表 21　有用的解毒剂

抗癌剂	解毒剂	使用方法
ADM	二甲基亚砜（DMSO）	99% 溶液局部注射，每日 4 次
柔红霉素	二甲基亚砜（DMSO）	99% 溶液局部注射，每日 4 次
放线菌素 D	硫代硫酸钠	10% 溶液 5~10mL 局部注射
MMC	硫代硫酸钠	10% 溶液 5~10mL 局部注射
	edxamethason	4~8mL 局部注射
	维生素 B_6	和漏出量同量，局部注射
氮芥	硫代硫酸钠	10% 溶液 5~10mL 局部注射
长春花生物碱	透明质酸酶	150U/mL 溶液，1~2mL 局部注射
DDP	硫代硫酸钠	10% 溶液 5~10mL 局部注射
VP-16	透明质酸酶	150U/mL 溶液，1~2mL 局部注射
CPA	千金藤素（西法安生）	30mg，静脉注射（30mg，口服）

4. 手术的探讨

即使采取了以上的治疗方法，但在疼痛、肿胀加重，溃疡形成的情况下，也不得不考虑手术治疗。有报道说在判断将有组织坏死、溃疡形成发生的情况下，应尽早在局部实行清创和植皮手术，但由于本病的特殊背景及很难决定手术范围，因此，实行起来比较困难。

四、漏出的预防和漏出后的护理

1. 漏出的预防

由于对抗癌剂漏出性的损害尚无确定的治疗方法，因此预防是最好的方法。熟悉化疗的医师要选择适当的注射部位，注射时要密切观察，患者感到不适和疼痛时也要及时告诉医护人员，以便采取措施，以防止严重的漏出性损害发生。另外，虽然糜烂剂没有分类，但只要是抗癌剂就有引起漏出性损害的可能，因此，对注射时的观察是很有必要的。如果抗癌剂不慎漏出，在与患者保持很好交流的情况下，迅速采取正确的处理方法，以防止发展成为医疗事故。

2. 漏出后的护理

（1）预防感冒。

（2）提高免疫力和血白细胞水平。

（3）改善营养和循环不良状态。

（4）发生化疗药漏出后，病人产生对护士、医生不信任感和不满情绪，应保持比往日更加热情的服务和良好的技术操作，认真倾听病人的不安、不满的诉说。

（5）改善病人痛苦症状，给病人以安全感，说明各种治疗措施会带来疼痛等不良症状的必然性。

（6）消除病人不安情绪，适当给予镇静药。

五、中医防治

根据中医辨证论治理论，化疗药物属于剧毒之邪，邪毒损伤，血瘀肉腐。化疗后药物外渗的主要症状为红、肿、热、痛、水疱、溃疡、坏死等，属于中医之"疮疡"范畴。其致病因素为外感和内伤之分，外邪引发者，多为"热毒""火毒""湿毒"。

多因经脉创伤、湿热毒邪外侵，引起局部经络阻塞，气血凝滞，阻塞不通所致。病机主要责之于气滞血瘀，毒邪凝滞于血脉，致使局部脉络气血运行不畅。化疗药物实为大阴大阳之品，耗伤气血津液，日久影响气血运行，气血被阻，瘀血内生，故治以化瘀消散，清热解毒，祛腐生肌。

（1）化疗药物外渗轻症，无水疱、溃疡、坏死等，可用新鲜马铃薯片洗净，切成 3~4cm 薄片，皮肤清洁后敷于外渗处，紧贴皮肤，范围大于外渗范围 4cm，每次敷 2 小时，每天 5~6 次，如患者有发热感觉，应及时更换马铃薯片，直至疼痛、肿胀消失。

（2）化疗药外漏引起红肿疼痛者，可用马应龙龙珠软膏外敷，以清热解毒、消肿止痛、祛腐生肌。

也可用生大黄 10g 捣碎，与红花 5g 共置于 50% 硫酸镁 100mL中，频频振荡，放置一天后外敷局部，每日 2~3 次。

痛甚者可口服活络效灵丹（乳香、没药、当归、丹参各15g）或解毒化瘀汤（连翘、银花、丹皮、丹参、赤芍各15g，乳香、没药各10g，生黄芪、地龙各12g，鸡血藤20g）。七厘散（朱砂、乳香、没药、红花各3g，冰片、麝香各1g，儿茶9g，血竭30g 共研细末，每服 1.5~3g）也有明显止痛消肿、散瘀活血作用。

（3）化疗药外漏引起的静脉炎，外漏超过 24 小时者，可用如意金黄散或云南白药加冰片用醋调和局部外敷。

（4）化疗药外漏引起的局部无菌性溃疡，甚难收口，经久不愈，可用生肌玉红膏：当归60g，白芷15g，甘草40g，紫草6g，血竭12g，轻粉12g，研细末，用凡士林配成膏剂，敷创面薄薄一层，每日 1 次。或用八宝丹：珍珠 3g，人工牛黄 1g，象皮30g，紫草60g，血竭、儿茶各20g。

（5）若创面分泌物多，久不愈合者，在局部外敷的同时，口服生黄芪 30g，银花 30g，当归 12g，连翘 15g，赤芍 15g，皂刺 15g，可促进排脓、伤口愈合。

第二章 放疗不良反应及防治对策

第一节 放疗不良反应概述

放射治疗是恶性肿瘤最常用的治疗方法之一，临床上大部分肿瘤患者都要接受放射治疗。但由于放射线对人体有明显的损害性，且对肿瘤细胞杀伤作用的特异性选择功能较差，在杀伤肿瘤细胞的同时放射线又不可避免地损伤周围组织和正常细胞，引起机体一系列全身及局部的不良反应，因此无论在心理上还是身体上，它又给患者造成了不同程度的伤害。

中医药作为恶性肿瘤常用的治疗方法之一，将其配合放射治疗，不仅可以减轻机体的不良反应，还可以增强放疗的疗效，提高患者的耐受力和生活质量，从而增强患者的免疫功能，减少肿瘤复发和转移的机会，以延长患者的寿命。

一、放疗的机理及其对正常细胞的影响

1. 细胞增生周期

细胞增生周期指从母代细胞增生过程某一时相到子代细胞增生过程的同一时相的时间。细胞周期可分为 4 个主要时相：G_1 期，指 DNA 合成前期，此期 RNA 迅速合成，并指导大量多种蛋白质和其他分子合成，准备合成 DNA，该期为数小时乃至数年。S 期，指 DNA 合成期，此期间 DNA 量增加 1 倍，持续时间 8~30

小时。G_2 期，DNA 合成后期，为分裂做准备，合成分裂期所需的 RNA 和蛋白质，持续 1~1.5 小时。M 期，有丝分裂期，无生化合成，分裂由核开始，继而细胞质分裂，两个子细胞形成。整个有丝分裂过程分为前期、中期、后期和末期四个时期。此外，G_0 期细胞，指那些处于休眠状态不参加周期分裂活动的细胞。一旦机体需要或接到某种信号后，这些细胞就能开始准备 DNA 的合成而变成 G_1 期细胞。

2. 细胞周期与放射敏感性

细胞处于不同时期，它的敏感性各不相同。M 期细胞对放射线最敏感，其次为 G_2 期细胞、G_1 期细胞，S 期细胞最不敏感。

3. 放射线对细胞周期多阶段的影响

（1）影响 G_1 期进程。在 1Gy 以内，随剂量加大，对 G_1 期阻滞愈来愈明显，而当剂量达到 3Gy 以上时，G_1 期被完全阻滞。

（2）影响细胞 S 期进程。当细胞接受 10Gy 左右剂量放射线照射时，该细胞在 S 期的进程比正常慢 30%。

（3）影响细胞从 S 期进入 G_2 期。当放射线剂量达到 10Gy 时，会影响细胞从 S 期进入 G_2 期。

（4）影响细胞从 G_2 期进入 M 期。照射剂量从 1~10Gy 使 G_2 进入 M 期的进程延缓。延缓时间长短与剂量有关，并且 G_2 期的阻断是可逆的。

（5）分裂延缓。在分次照射时，逐渐把增生慢的细胞阻滞在 G_1 期，而增生快的细胞则可顺利通过整个周期。该差异结果使 S 期细胞逐渐减少，最终减慢了组织的生长。对于肿瘤而言，增生快的瘤细胞部分被阻断于 G_2 期，而增生慢的部分被阻断于 G_1 期，故照射后有一个短暂的没能分裂的时间，谓之"分裂延缓"。该"分裂延缓"的时间随剂量的增加而增加，在各个不同时期及不同类型的细胞，"分裂延缓"时间各有不同。

二、正常组织的增生动力学

将正常组织按增生分为快更新组织和慢更新组织两大类。快更新组织的特点是细胞数维持在一定的水平，而慢更新组织的特点是标记指数低，更新时间较长。

1. 快更新组织

快更新组织包括造血细胞、小肠上皮、表皮、输精管上皮和淋巴生成细胞等。

（1）表皮

表皮增生单位的中心细胞是未分化干细胞（undifferentiated stem cell，USC），由 USC 产生的几个其他的基底细胞是定向干细胞（committed stem cell，CSC）。其基底细胞的生长比例一般认为是 0.5~1，表皮组织 3%~7% 是在 S 期，细胞周期为 200~450 小时。更新时间为 12~61 天，外加通过角化层的 6~20 天，总的更新时间约为 25 天。

（2）造血组织

人体骨髓的 CSC 在胸骨内分布最多，头骨中较少。大部分骨髓存在于盆骨、胸、腰椎骨内。虽然照射后骨髓可以修复，但根治量照射后 1 年内很少修复，特别是照射后并用化疗时情况更为严重。造血干细胞是单克隆形成单位（single clone forming unit，CFU-S），该细胞是白细胞、红细胞、巨核细胞及单核-吞噬细胞系统的总前体细胞。据估计，人大约有 35% 的 CFU-S 处于 S 期，而大部分在 G_0 期。群体倍增时间为 21~24 小时。

（3）肠上皮

小肠的每个绒毛大约有 8 个小肠隐窝，小肠黏膜的细胞分裂活动集中在隐窝，每个隐窝大约有 350 个细胞，其中 90% 是柱状上皮细胞，另 10% 为黏膜细胞、嗜银细胞和帕内特（Paneth）细胞。处于隐窝底部的细胞50%为增生部分，而上面50%非增生部分形成绒毛细胞。从隐窝基底部到绒毛顶部的更新时间大约是110小时，小肠细胞总的生成率（更新率）约为每天 5.1×10^{10} 个。值得注意的是结肠没有绒毛，但结肠隐窝产生细胞的方式类似于小肠。隐窝基底部到顶部的更新时间是 3~4 天。

（4）精原细胞、卵细胞

精原细胞在睾丸中生成后，在间质细胞（可产生激素）作用下，沿输精管随机分布，经 70 天的运行和生长，到达精囊中备用。精原细胞对放射线极为敏感，睾丸经 1Gy 照射就可能发生不育。卵细胞在胚胎期第 5 个月达到最多。大多数卵细胞在出生时处于第一次减数分裂前期的双线期，并停留于这一时期，直到有激素刺激后再发生分裂，随着卵细胞的成熟而出现排卵。卵巢胚芽细胞对放射线所致细胞死亡的承受力取决于细胞的发生阶段和照射后残存的干细胞再增生的能力。因此，射线对成人卵巢的影响仅限于成熟的卵细胞和稳定的已分化的体细胞。

2. 慢更新细胞和非更新细胞

慢更新细胞主要有内皮细胞、纤维细胞、骨细胞、软骨细胞和网状细胞；偶尔情况下，分裂细胞有肝细胞、肾细胞、肺泡Ⅱ型细胞、视网膜细胞和甲状腺细胞。非更新细胞主要是神经细胞。

（1）机械细胞

纤维细胞、骨细胞等属于机械细胞，标记指数非常低，更新时间大约是 100 天，一些因素如外伤愈合和修复等可刺激上述细胞进入增生状态。

（2）特异性分化器官

肝脏、肾脏、肺泡Ⅱ型上皮细胞等仅偶尔分裂，标记指数值也很低，但在受到刺激、损伤后或器官本身体积变小时，可以再增生。如部分肝脏和一侧肾脏被切除后，残留细胞可发生再增生，使肝脏增大，肾脏肥大。

（3）非更新细胞

神经细胞在出生后，基本上处于 G_0 期状态，没有明显的更新现象。

三、正常组织对放射线的不同反应

人体组织对放射线的敏感性与其增生能力成正比，与其分化程度成反比。同等剂量下，放射反应性与照射野面积有关，身体受照面积越大，反应越强。近年来，根据对增生动力学的认识及靶细胞存活公式对 α/β 比值的推算等新概念将正常组织分为早反应组织和晚反应组织，一般认为更新快的组织在放疗中是早反应组织，而更新慢的组织属于晚反应组织。肿瘤基本属于早反应组织。上皮、黏膜、骨髓、精原细胞等组织的 α/β 比值为 10Gy 左右，放疗过程中，其存活干细胞再增生是损伤补偿的主要形式；而脊髓、肾、肺、肝、皮肤、骨、纤维脉管等，其 α/β 比值小于 3Gy，放疗中无明显的再增生，它的损伤修复和细胞周期的再分布是重要的保护机制。

表 22　放疗毒性作用

	早期毒性反应	晚期毒性反应
全身	疲倦、恶心、呕吐、头晕、血象低下、贫血、感染、出血	两次发生癌症、生长发育障碍、畸形
皮肤	红斑、丘疹、糜烂、溃疡、脱发	色素**沉着**、萎缩、瘢痕、溃疡
黏膜	充血、水肿、糜烂	纤维化、溃疡、穿孔
脑	水肿、颅压增高	放射性坏死

续表

	早期毒性反应	晚期毒性反应
脊髓	亚急性放射性脊髓炎	迟发性放射性脊髓炎、末梢神经麻痹、白血病
眼	结膜炎、角膜炎	白内障、角膜溃疡、放射性网膜症
肺	放射性肺炎	放射性肺纤维化
上消化道	食道炎、胃炎、消化不良	唾液分泌障碍、溃疡、穿孔、食管狭窄
下消化道	肠炎、腹泻、出血	肠梗阻、溃疡、穿孔
泌尿器	膀胱炎、肾炎	膀胱萎缩、肾硬化
生殖器	精子生成障碍、月经异常、卵子异常	不孕（无精子、无卵子）
骨	骨髓功能障碍、骨细胞减少	骨坏死、骨肉瘤、白血病

四、中医药对放疗毒副反应的防治

中医药配合放射治疗有以下几个方面的作用：一是减轻放射反应，如口干、咳嗽、腹泻等症状；二是提高远期疗效，减少复发和转移。

1. 中医药防治放疗毒副反应和后遗症

中医认为，放射线为热毒之邪，易伤阴耗气，治疗应以养阴益气、清热解毒、凉补气血为主。放射性口咽炎及鼻腔炎，可用增液汤加银花、菊花、射干、花粉、板蓝根等。放射性肺炎可用清燥救肺汤加鱼腥草、黄芩等。放射性食管炎可用增液汤加蒲公英、半枝莲、青皮等。放射性胃肠道反应可用香砂六君汤。放射性直肠炎可用小蓟饮子合地榆槐角丸。放射性膀胱炎可用八正散合导赤散。放射性肝炎可用茵陈蒿汤。放射性脑反应可用五苓散合六味地黄丸。放射引起骨髓抑制，可用八珍汤或升血调元汤。

2. 中药的放射增敏作用

中药配合放疗，有一定协同增效作用。动物实验与临床试验证明，从防己中提取的汉防己碱是一种有效的放射增敏剂，川红注射液（含川芎、红花）及扶正增效方（含黄芪、枸杞、女贞子、太子参、红花、苏木等）通过改善癌细胞的乏氧状态而起增敏作用。

3. 放疗后中药巩固疗效

放疗属局部性治疗，难免有残留的癌细胞。中药是放疗后一种较佳的接力性治疗，坚持长期服用扶正祛邪中药是提高远期疗效、减少肿瘤复发的关键。放疗后多以益气养阴扶正为主，辅以清热解毒、消肿散结等祛邪治疗，可提高治疗效果。

4. 治疗放疗毒副反应的常用药物

（1）清热解毒类

金银花、连翘、黄芩、黄连、黄柏、栀子、蒲公英、板蓝根、山豆根、射干、鱼腥草、菊花、石见穿、半枝莲、白头翁、秦皮、马齿苋等。

（2）生津润燥类

生地、玄参、芦根、花粉、石斛、玉竹、天冬、麦冬、百合等。

（3）凉补气血类

西洋参、沙参、生黄芪、生地、丹参、白芍、鸡血藤、黄精等。

（4）温补气血类

人参、党参、太子参、当归、阿胶、龙眼肉、紫河车、红枣、熟地等。

（5）健脾和胃类

党参、太子参、沙参、白术、茯苓、薏米、山药、砂仁、焦三仙、鸡内金、木香、香附、陈皮等。

（6）降逆止呕类

陈皮、半夏、竹茹、黄连、茯苓、杷叶、旋覆花、代赭石、生姜、丁香、柿蒂、威灵仙、牛膝等。

（7）疏肝健脾类

柴胡、郁金、杭芍、黄芩、栀子、佛手、五味子等。

（8）滋补肝肾类

女贞子、枸杞子、首乌、龟板、鳖甲、桑椹、熟地、山萸肉、菟丝子等。

（9）温补脾肾类

干姜、肉桂、党参、白术、肉豆蔻、扁豆、吴茱萸、补骨脂、仙灵脾等。

（10）活血化瘀类

桃仁、红花、苏木、三七、丹参、鸡血藤、赤芍、川芎、地榆、地龙等。

第二节　放射致全身不良反应

一、全身不良反应的临床表现

放射造成体内发生一些化学反应，如产生过酸化物质、自由基的游离、发生过敏反应等。这些反应造成倦怠感、食欲下降、呕吐、恶心等症状，一般在放疗数天后出现。

个别病人属放射敏感体质，当放射量刚到一半或不到一半时，就出现全身乏力，血细胞下降（血常规检查显示接近正常值或低于正常值），一般于放疗 2~3 周出现，以白细胞和血小板下降为主。

随着放疗技术的改进和经验积累，放射性损伤已经越来越少，但放射反应尚难避免。

二、处理方法

1. 口服升血药物，如维生素、鲨肝醇、补益气血类中药制剂。

2. 白细胞过低者（低于 $3 \times 10^9/L$ 或更低时），可给予粒细胞刺激因子肌注，如吉粒芬，一般每天 $50 \sim 150\mu g$，连续 5 天，白细胞可基本恢复正常，如仍低则暂停放疗。

3. 加强营养，进食富含维生素和蛋白质的易消化食物，如新鲜蔬菜、新鲜鱼肉等。

三、护理要点

1. 劝病人少食多餐，加强营养。

2. 遵医嘱使用镇静剂、止呕剂。

3. 适当补充液体。

四、中医防治

中医学认为放疗中的全身衰弱症状是由于机体受射线照射后气血损伤和肝肾亏损而致，扶正中药对减轻全身反应有一定的作用。

1. 气血虚弱

面色白或萎黄，心悸或心慌，头晕目眩，气短，少气懒言，疲乏无力，失眠多梦，舌淡红，苔薄白，脉细沉。治宜补气养血，可用八珍汤加减。

此外还可选用生黄芪或炙黄芪 $15 \sim 30g$，沙参 $15 \sim 30g$，阿胶 $10 \sim 15g$，黄精 $15 \sim 30g$，何首乌 $15 \sim 20g$，当归 $15 \sim 30g$，紫河车

6～10g，三七粉 1.5～3g（冲服），龙眼肉 10～20g，红枣 7～
15 枚。

中成药可选用益气维血颗粒、中汇川黄液、八珍冲剂、当归
丸等。

2. 肝肾阴虚

头晕目昏，耳鸣耳聋，腰膝酸软，口干咽干，心烦失眠，舌
红少苔或无苔，脉细数。治宜滋补肝肾，可用河车大造丸加减。

此外可选用枸杞子 10～15g，女贞子 10～15g，何首乌 15～20g，
山萸肉 10～15g，菟丝子 10～15g，旱莲草 15～20g，生地 12～20g，
龟甲 15～30g，鳖甲 15～30g，天冬 15～30g，麦冬 15～30g，牛膝
9～15g。

中成药可选用六味地黄丸、知柏地黄丸等，也可以十全大补
汤加减扶正培本。

其他可选用扶正解毒冲剂，每次 1 袋，每天 3 次；贞芪扶正
胶囊，每次 4 粒，每天 3 次。

第三节　口腔黏膜、唾液腺、味觉的放疗反应

一、口腔黏膜的放疗反应

1. 放疗对口腔黏膜的影响

口腔黏膜损害是头颈部放疗最常见的并发症之一，可造成严
重的口腔黏膜炎性反应，患者主要表现为口腔黏膜充血及红肿
等，严重者可出现不同程度的溃疡及脓性分泌物，可造成放疗失
败或无法进行后续治疗，严重影响放疗效果。因此针对头颈部放
疗造成的口腔黏膜炎的治疗对恶性肿瘤患者预后的改善具有十分
重要的意义。

口腔黏膜主要由非角质鳞状上皮细胞构成，这类细胞新陈代谢速度较快，7~14天便更新一次，一般在放疗2周后出现口腔黏膜炎。上皮细胞下方是唾液腺以及皮脂腺，放疗可引起患者口腔黏膜脆性增加，易于破溃，而唾液腺在受到外界损伤时，纤维组织会替代原本的腺泡组织，因此导致患者唾液量显著减小。唾液是口腔自洁物质的重要组成部分，其分泌减少可导致口腔菌群失衡。研究显示，放疗可抑制恶性肿瘤患者的免疫系统，加上恶性肿瘤患者本身体质较差，对于外界侵袭因素抵抗力显著下降，最终造成该类患者成为口腔黏膜炎高发人群。口腔黏膜炎严重影响患者的生活质量，口腔黏膜炎严重者可导致患者进食困难，机体抵抗力和免疫力进一步降低。目前临床上针对放疗引起的口腔黏膜炎措施较多，但是缺乏统一的有效标准。

2. 临床表现

口腔黏膜反应出现时间较皮肤为早，表现为口腔黏膜充血、白点、融合成片或浅表溃疡，伪膜形成。

放疗剂量与口腔黏膜反应：

10~20Gy：口黏，味觉变化。

20~30Gy：口干，咽燥，疼痛。

30~40Gy：进食困难，疼痛。

超过50Gy：黏膜溃疡，糜烂，穿孔，狭窄。

3. 处理方法

（1）口腔保洁，康复新液漱口。

（2）避免进食刺激食物，忌食过热及过硬食品，戒烟。

（3）反应明显时，可服清热解毒药、消炎止痛药，用口腔溃疡糊、锡类散等局部涂敷及维生素 B_{12} 含服。维生素 B_{12} 含服对口腔黏膜溃疡有较好的疗效，能促进愈合并有镇痛作用。

（4）疼痛严重者，进食前可用1%利多卡因20mL、地塞米松

10mL 加 0.9% 氯化钠注射液 200mL 含漱,可以缓解疼痛。

4. 护理要点

(1)放疗开始后,每天要用生理盐水或氯己定或康复新液含漱 4~5 次。

(2)指导病人戒烟酒,不宜食用刺激性食品。

(3)咽喉疼痛时,生理盐水加地塞米松、利多卡因少量含漱。

(4)饮食不宜过热,以易消化、水分和维生素含量多的食物为宜。

(5)蜂蜜、薄荷含在口腔内可以缓解口干症状。

(6)保持口腔清洁,多用生理盐水漱口。

5. 中医防治

放射性口腔黏膜损伤作为随肿瘤临床治疗进展出现的新病证,在中医典籍中无明确相对应的记载。现代医家多认为放射性口腔黏膜损伤属于中医学中"口疮""口糜"等范畴。

(1)病因病机

中医学认为,放射线属火毒之邪,最易伤津耗气,放射线直接照射口腔所致损伤乃火热毒邪燔灼肌肤,属"口疮""口糜"等范畴。其主要病机是热盛伤阴。放射治疗为热性杀伤剂,随着放射剂量逐渐增加,热盛蕴结成毒,伤阴灼津,直接灼伤口腔黏膜,而致咽干疼痛,口腔黏膜溃疡。火(热)贯穿放射性口腔炎始终,无论是实火(火毒或湿热)还是虚火(阴虚火旺),在每例患者身上都或多或少存在,而且以虚火占主导地位,血瘀也是放射性口腔炎的重要发病机制。虚、火、瘀互为因果,常常同时存在,形成恶性循环且贯穿始终。常见的证型有热毒炽盛、阴虚火旺、气阴两虚、脾虚湿热、气滞血瘀及气虚血瘀等。

（2）治则治法

中医药对放射性口腔黏膜损伤防治的报道较多，且对中医病因病机、治法方药的认识亦较为统一。综合文献，中医认为，放射性口腔黏膜损伤属热毒之邪耗气伤阴（津），治疗多以清热解毒、益气生津为原则。临床研究有以清热解毒法为主者，有以益气养阴法为主者，亦有两者并重者，这与研究对象体质、放射剂量、部位等不尽一致有关。也有学者认为，瘀血在放射性口腔黏膜损伤病机中有重要地位，主张在清热滋阴的同时联用活血化瘀之品。

（3）经验方

玉女煎加减：麦冬 12g，生地 12g，知母 10g，牛膝 6g，石膏 30~50g（先煎），玄参 12g，桔梗 9g，甘草 9g。

加减：气虚明显加黄芪 30g，党参 15g。盗汗明显加五味子 6g，山萸肉 10g。头痛明显加白芷 10g，丹参 20g，菊花 10g。颈硬加川芎 9g，丹参 20g，葛根 15g。

（4）中成药

1）金喉健喷雾剂：由艾纳香油、大果木姜子等制成。具有祛风解毒、消肿止痛、清喉利咽之功，喷于患处，每天数次。

2）口腔含片：可缓解疼痛，如西地碘、健民咽喉片、金果含片、六神丸、西瓜霜含片等，每次 1 片，每天数次含服。

3）康复新液：含漱，每日数次。

（5）中医外治法

1）五色草漱口液（中日友好医院研制）

适应证：放射性口腔黏膜炎。

药物组成：紫草、红花、黄芪、白芷、青皮。

使用方法：水煎后含漱，每日用多次，入睡前用药一次，使用后 30 分钟内勿进食水。

注意事项：如出现用药部位局部瘙痒、皮疹等过敏反应，应立即停药观察或请医师处理。

2）凉血解毒汤含漱（辽宁医学院附属第一医院方）

适应证：急性放射性口腔炎。

药物组成：生地、牛蒡子、太子参、白芍、乌梅、甘草、金银花等。

使用方法：上述中药煎汤后约400mL，每日1剂。放疗第一天开始至放疗结束使用，患者每次含20～30mL凉血解毒汤溶液，10分钟后吐出，每天10～16次。

注意事项：嘱患者进行常规的口腔清洁、叩齿等基础护理。

3）中药含服液（中山大学光华口腔医学院方）

适应证：放射性口腔黏膜炎。

药物组成：金银花50g，水牛角粉50g，玄参20g，生地20g，麦冬20g，连翘10g，淡竹叶10g，甘草10g。

使用方法：上述中药用1000mL水煎成500mL药液，过滤后装容器内冷藏备用。放疗期间用药液含服，每2小时1次（每日6次），采用先口含，2分钟后缓慢吞服的方法。

注意事项：如有过敏现象立即停药，给予对症处理。

4）中药雾化吸入方

适应证：急性放射性口腔炎。

药物组成：玄参15g，沙参30g，麦冬15g，天花粉15g，桔梗15g，金银花15g，白花蛇舌草30g，半枝莲15g，百合15g。

使用方法：每日1剂，水煎成200mL，分6～8次雾化吸入。

5）中药黏膜保护剂（中山大学附属第二医院方）

适应证：放射性口腔黏膜炎。

药物组成：黄芩、玄参、桔梗等。

使用方法：将上述药物加水提取3次，每次1.5小时，合并提取液，过滤，滤液浓缩至相对密度1.10～1.12，加入适量糊精，混合均匀，喷雾干燥，制成干浸膏粉，即得。予中药黏膜保护剂，一般用量为 5g，加水调配成糊状，每日 3 次，重症患者可增加用量至 10g，每日 3 ~ 4 次；或采用喷粉装置，直接将粉末状的药物喷于鼻咽部，每日 3 ~ 4 次。

6）蜂蜜

用清水清洁口腔后，用无菌棉签蘸取适量蜂蜜，涂抹于口腔黏膜患处，每日数次，用药后 30 分钟内勿进食饮水。

二、唾液腺的放疗反应

1. 放疗对唾液腺的影响

口腔颌面部恶性肿瘤的治疗比较复杂，在各种治疗方法中，放射治疗的效果较为显著。而在治疗的同时，对于放疗敏感的唾液腺往往因为其解剖位置的特殊而被不可避免地包含在照射野内，受到照射后可产生放射性唾液腺损伤。渐进性的唾液腺功能丧失在放疗后最初几周内就会出现，并可持续终生，主要表现为口腔干燥、广泛龋齿、言语及吞咽困难以及口腔干燥综合征，使患者的生活质量显著下降。有研究发现，位于唾液腺中的毛细血管上皮细胞是最早也是最主要受到放疗损害的组织，导致唾液腺功能降低。针对这一损伤机制，设想促进唾液腺毛细血管增生则可能保护腺泡细胞，改善受损唾液腺的功能。

2. 防治措施

Beerepoot 等发现，铁螯合剂去铁胺（deferox amine mesylate，DFO）可增加正常组织及恶性肿瘤组织血管内皮生长因子（vascular endothelialgrowth factor，VEGF）的表达。对于缺血性疾病而言，VEGF 的调控是重要的治疗方法之一。已有不少研究证明 DFO 可以通过 VEGF 途径促进血管生成，达到保护或修复受损组织的作用。有关研究证明 DFO 对放疗后受损的唾液腺功能有显著的改善作用。

3. 中医防治

（1）辨证论治

中医认为放射治疗产生大热毒，根据放射性口腔干燥症症状可分为以下几种：

1）肺燥津伤：口渴咽干，鼻干唇燥，干咳无痰，肌肤干燥，大便干结，舌红苔黄而干，脉弦涩或小数。

清咽白虎汤加减：玄参 15g，羚羊角 1g（冲），马勃 10g，麦冬 20g，石膏 15g（先煎），知母 15g，生地黄 10g，水牛角 60g，甘草 6g，竹叶 10g，粳米 15g。水煎服。

2）热入营血：口干不欲饮，或饮而不多，纳呆，身热心烦，午后热甚，舌质红绛光剥无苔，脉细数。

清营汤加减：水牛角 60g，生地黄 12g，玄参 20g，麦冬 20g，金银花 10g，丹参、连翘各 9g，黄连 3g，竹叶心 3g。水煎服。

3）阳明炽热证：口渴饮冷，高热汗出，面红耳赤，烦躁，大便秘结，小便黄赤，苔黄燥或干黑而少苔，脉滑数。

白虎承气汤加减：生石膏 30g（先煎），生大黄 10g（后下），生甘草 15g，知母 15g，玄明粉 6g（冲），麦冬 15g，射干 10g，天花粉 15g。

（2）加味清燥救肺汤（首都医科大学附属北京同仁医院方，北京市中医药科技项目，JJ2012－23）

适应证：防治放疗引起的唾液腺损伤和口腔黏膜炎。

药物组成：桑叶 10g，石膏 20g（先煎），甘草 5g，人参 10g，胡麻仁 15g，阿胶 6g，麦冬 20g，杏仁 10g，枇杷叶 10g，生地 30g，黄芩 15g，葛根 30g，天花粉 10g，沙参 15g，玉竹 10g，丹参 10g。水煎服。

使用方法：将以上药物水煎成 600mL，分 6 次用，每次约 100mL。先在口中含漱 3~5 分钟，然后缓慢咽下。从放疗开始服用至放疗完成后 1 周。

注意事项：含漱前应适当加温，以口腔舒适为宜；含漱后 30 分钟内避免进食饮水，以延长药液在口腔中的存留时间；口干严重可适当增加用量，延长用药时间。

（3）清咽饮（中日友好医院肿瘤科经验方）

胖大海 50g，麦冬 50g，金银花 30g，桔梗 30g，生甘草 30g。每天取适量，开水冲泡，代茶饮。

三、放疗对味觉的影响

味觉改变是头颈部肿瘤患者接受放疗后的常见不良反应。味觉改变导致患者食欲降低，不利于吸收营养，影响治疗效果。味觉的改变随放疗进程可能会加重，与放射剂量有量效关系。尽管不能确定味觉损失是否与放疗部位有关，但多数临床研究也仅限于对头颈部肿瘤患者味觉改变的报道，可能是因为考虑到头颈部肿瘤患者的舌、涎腺及神经都处于放射野中，这些组织的变化是引起味觉改变的主要原因。四种基本味觉，即酸、甜、苦、咸，对放射的反应不尽一致。有研究称，放射对咸、苦味觉的影响最大。从味觉产生的机制上看，不同部位的味蕾有不同的味觉感受器，由于结构的差异，可能对放射的敏感性不同。有关研究结果表明，与其他味觉相比，甜味的损失较其他味觉损失轻。

以往，对药品不良反应或放射损伤导致的味觉异常没有很好的办法，影响了患者食欲和情绪，只有等停药或治疗结束后自然恢复。有关研究发现，味觉的形成需要一些微量元素参与，尽管其机制不十分清楚，但已知锌可从分子到器官各水平影响味觉形成，如调节味蕾上最常见的碱性磷酸酶活性，参与嗅觉或味觉神经的再生等。硫酸锌是补锌制剂，且易于吸收，能减轻放疗导致的味觉障碍，这对促进患者康复有间接益处。

第四节　放射性食管炎

一、放射性食管炎概述

放射性食管炎是绝大多数胸部肿瘤患者放射治疗不可避免的不良反应之一，且是剂量限制性毒性，当肿瘤剂量达每 1~2 周 10~20Gy 时，照射野内的正常食管黏膜可发生充血水肿，这时的表现可有吞咽困难加重、轻微的疼痛等，可不做处理；当照射剂量达 30~40Gy 后，食管黏膜充血进一步加重，表现为局部疼痛或胸骨后烧灼感，重者难以忍受，尤以进食时为重，此时需要处理。食管狭窄是由食管壁纤维化所致，照射剂量达 60Gy 时发生率为 15%，照射剂量达 50Gy 时发生率 < 15%。起初有关胸部肿瘤放射性食管炎的研究主要集中在临床病理学和放疗剂量学参数等方面，随着基因组测序结果的发表及 SNP 的问世，已经开始将研究重点转向与其相关的 SNP 上，这可能是未来研究的活跃领域之一。通过研究放射性食管炎的相关预测因素，我们可以有针对性地甄别出放射性食管炎的高危人群，并强化其放射性食管炎的防治措施。

SNP 是放射性食管炎研究的活跃领域，直接反映放射性食管炎发生的个体化差异，具有极其重要的临床指导意义。SNP 是人类和动物基因组中普遍存在的一种分子标记，通常是特定碱基位点的两个等位基因存在，其中较低的等位基因频率高于 1/100 时，该位点即为 SNP 位点。SNP 作为个体差异的遗传学基础受到高度重视，成为全新一代遗传标记。通过检测 SNP 遗传标记，揭示人群中不同个体对放疗敏感性差异的根本原因，是 SNP 在放射遗传学中的重要应用。电离辐射可造成 DNA 结构和功能损伤，受损的 DNA 可获得修复或诱导凋亡，而在 DNA 损伤修复过程中，许多基因起着重要作用，这些基因的 SNP 可通过改变蛋白质的结构和功能或表达的数量进而改变 DNA 修复能力。此外，放射生物学细胞因子的检测也证实内生因子（如细胞因子）可能与放射性损伤相关。因此通过检测这些基因的 SNP 来预测正常组织放射敏感性是研究放射性损伤的一个新领域。

TGF-β_1 在组织修复、炎症反应中发挥重要作用，是被广泛研究的细胞因子，是一种能被电离辐射激活的多功能的细胞因子，一些研究已经证明其在放射诱导的炎症反应发展过程中起着重要作用，提示 TGF-β_1 的 SNP 可以作为放射性食管炎发生的预测因子。

谷氨酰胺是人体内最普遍存在亦是最重要的氨基酸之一，亦是一种肠上皮的主要氧化剂，对维持肠道的完整性是必需的。在高分解代谢（如肿瘤）状态下，谷氨酰胺的耗竭将导致谷胱甘肽的耗竭，增加放化疗对正常组织的损伤程度。在这种情况下，补充谷氨酰胺不仅能够正常化自身的水平，而且能选择性增加正常组织的谷胱甘肽的水平，这或许能够解释其在正常组织中的选择性抗辐射功能。谷氨酰胺对肿瘤细胞的生长无刺激作用。Topkan 等还报道，在放疗期间，补充谷氨酰胺显著降低了急性放射性食管炎的发生率和严重程度。氨酰胺在头颈部和胸部肿瘤放疗病人中，具有潜在的放射性保护治疗作用。

二、处理方法

1. 一般处理

首先向病人做好解释工作，指出这一反应为放射治疗中的必然过程，不是病情加重。

嘱病人进食流质饮食或半流质饮食，并控制饮食的温度在30℃以下。轻者嘱其多饮水，或庆大霉素8万U口服，每天3次；重者给青霉素800万U，静脉点滴，每天1次，连续7~10天，同时可给复方苦参注射液20mL加入200mL生理盐水中静脉滴注，每天1次，连续7~10天。

必要时可给止痛镇静剂如曲马多30mg，肌肉注射，每天1~2次，或口服美施康定（吗啡控释片）10mg，每天2次。对剧烈疼痛者暂停放疗，给予适当补液，待度过严重反应期以后再行放疗。

当剂量达30~40Gy/3~4周后，病人出现咳嗽，多为少痰的干咳，程度不等。轻者一般给一些口服止咳药，如复方甘草片、川贝枇杷止咳糖浆等。如较重可适当给予抗生素静脉滴注，同时给止咳药。对反应严重者可暂停放疗。

2. 食管单纯瘢痕狭窄

单纯瘢痕狭窄多发生在放射治疗后3~6个月，个别可发生在放疗后更长一段时间。表现为放疗后进食梗噎症状重新出现，且有加重趋势。食管造影显示原来病变处食管高度狭窄，扩张差或不扩张，狭窄部位及其上缘光滑，没有或无明显充盈缺损。食管镜检查可见食管黏膜正常或基本正常，也可见黏膜部分消失或有小的瘢痕区，但无新生物，局部弹性差，刷检无癌细胞。根据狭窄的严重程度可分为轻、中、重三度，管腔直径在10mm以上者为轻度，小于3mm者为重度，介于这两者之间者为中度。

处理：轻度可以不做处理；中度者视情况处理；对于重度者必须做处理，如行胃或空肠造瘘术，或行支撑管安装术，以解决进食问题。另外，如全身情况允许可实行手术切除瘢痕或改道手术。经过积极处理后，一般都可以有较长时间的存活期。

3. 食管癌放疗后良性溃疡

一般发生在放疗后 1~6 个月，表现为进食疼痛或胸背痛，经久不愈，尤以进食时显著。食管造影显示在原病变处有溃疡龛影，这时单从食管造影很难看出是放疗引起的良性溃疡还是癌性溃疡，必须借助内镜检查。食管镜检查溃疡表面平整，可有被膜也可没有被膜，一般边界较规整，刷检无癌细胞，符合良性溃疡的诊断。

三、中医防治

放射性食道炎属于中医古籍中"噎膈"等疾病范畴。

中医学认为，放射线作为抗肿瘤手段，是一种具有"火热"特点的物质。机体被辐射之热灼伤，造成体内热毒过盛，伤阴耗气，损伤机体津液，可造成机体微循环障碍，血液浓缩，黏滞性增加，血流缓慢，类似血瘀证象。另外，癌症患者多正气不足、瘀血内结而致病。依病因病机分为热毒内盛、热毒伤阴、气阴两虚、血热瘀滞等证型，治以清热解毒、生津润燥、益气养阴、活血化瘀，该病又以热毒伤阴型最多见。

清热解毒、活血化瘀、养阴生津法，可以起到保护黏膜、抗溃疡、抗辐射、抗炎、镇痛、解除平滑肌痉挛、调节免疫力等作用，能降低毛细血管通透性，减少炎症渗出量和炎性细胞浸润。

1. 经验方

（1）清热解毒滋阴方

药物组成：生地 30g，玄参 15g，麦冬 10~15g，天花粉 20g，石斛 20~30g，金银花 15g，野菊花 10g。

使用方法：水煎服，每天 1 剂，小口频服，慢慢含咽，每日数次。

（2）代茶饮

1）决明子 30g，生甘草 10g，热开水冲泡，代茶饮，宜少量频服。

2）杭白菊 5g，麦冬 5g，金银花 5g，胖大海 1～2 个，生甘草 5g，热开水冲泡，代茶饮，宜少量频服。具有清热解毒、养阴止痛之效。

（3）复方白及凝胶剂（中日友好医院验方）

药物组成：白及 50g，地榆 20g，玄参 20g，生地 20g，知母 20g，大黄 10g。

使用方法：浓煎后，加入赋形基质，制成凝胶，取少量口服，每日多次，睡前服用一次为佳。

2. 中成药

金喉健喷雾剂，喷于咽喉处，慢慢咽下，次数不限。可消肿止痛。

第五节　放射性心包炎

一、临床表现

放射性心包炎多为胸部恶性肿瘤放射治疗中出现的合并症。临床表现为胸闷、气急、心慌、心率加快，严重者出现心力衰竭的症状。X 线片显示心包积液的征象，心电图有低电压表现，超声波检查发现有心包积液。其发病机理为放射线引起急性或者迟发性心包炎，引起渗出，形成心包积液；或者放射线引起心肌炎，导致心包积液，甚至心肌梗死。

二、易感因素

预防放射性心包炎要控制心脏照射体积＜60%，照射剂量＜50Gy。但下面几种情况易发生放射性心包炎：

1. 单前野给予根治量照射。

2. 纵隔有巨大肿块时，心包的大部分被包在照射野内，特别是在常规照射后再追加剂量者。

3. 照射前曾用过阿霉素的病人，阿霉素对心肌有毒性作用。

三、防治措施

主要给利尿剂、大剂量的激素、适量抗生素配合吸氧、卧床休息等治疗，大部分病人经治疗后病情可得到控制。积液量较多，上述办法治疗无效，应及时予心包穿刺抽液。个别病人发展为慢性缩窄性心包炎，需做心包切开术。

果糖二磷酸钠（FDP）是葡萄糖酵解过程中的一种中间产物，对多种代谢酶有调节作用。①细胞保护作用：激活磷酸果糖激酶，增加细胞内ATP浓度和葡萄糖的利用率，具有修复细胞损伤、改善细胞功能的作用。②膜稳定作用：减少细胞缺血、缺氧状态下有害物质的释放。③抗氧化作用：抑制缺血－再灌注状态下氧自由基的释放，降低自由基对组织的直接损害。④供氧作用：增加血细胞内2，3－二磷酸甘油酸，提高细胞抗损伤能力，有利于细胞向周围组织释氧。化疗期间FDP用量为10g，静滴，连用10~14天为一个疗程。

四、中医防治

1. 中日友好医院肿瘤科经验方

药物组成：葶苈子20g，丹参20g，五味子10g，薤白15g。

使用方法：水煎，口服，每日1剂，早晚分服。14天为一疗程。

2. 炙甘草汤加减

药物组成：炙甘草9g，党参15g，大枣15g，桂枝6g，生姜6g，地黄15g，阿胶15g（烊化），麦冬9g，麻仁15g。

使用方法：水煎，口服，每日1剂，早晚分服。14天为一疗程。

第六节　放射性膀胱炎

当放射线照射到膀胱、子宫、前列腺、结肠、直肠、卵巢或子宫颈等部位的肿瘤时，膀胱不可避免地会受到放射性损伤，50%～60%的病人在盆腔照射2周左右，就会出现急性放射性膀胱炎症。临床表现为尿频、尿急、尿痛或排尿困难、血尿等，进而可合并泌尿系感染，导致发热、耻区坠胀痛等。

一、临床表现

放射性膀胱炎的临床表现可人为地分为泌尿道症状和局部症状，前者包括尿频、尿急、尿痛和膀胱挛缩，后者包括出血、溃疡、钙化和窦道形成。

1. 发生时期

急性反应：放疗后3～6个月内。

晚期反应：治疗6个月以后，通常为数年后出现。

2. 症状

（1）急性反应

30～40Gy：轻度膀胱炎，包括尿频、尿急、尿痛等。

50～60Gy：尿频、血尿、排尿困难等。

（2）晚期反应

出血性膀胱炎、膀胱溃疡、纤维化及尿道狭窄等。

二、防治措施

预防方面，在治疗膀胱癌以外的盆腔肿瘤时，应尽量减少膀胱的受照量。放疗技术方面包括多野照射、适形治疗和近距离放疗等。

对放射性膀胱炎的治疗目前缺乏特效药物。常规的治疗方法有消炎、止血和激素的运用，包括全身用药和局部用药。

放疗引起的急性炎症反应，首先要注意多饮水，以增加尿量，起到膀胱自洁作用。合并感染时，及时应用抗生素、多种维生素及糖皮质激素以缓解症状。出血明显者，及时应用止血药物。早期的放射性膀胱炎症反应多可控制，能够使病人耐受放疗，待放疗结束后可逐渐自行恢复正常。后期的放射性膀胱损伤，多不易短期内解除症状，但多数可数月内逐渐恢复。

有学者在2%的利多卡因膀胱黏膜麻醉下，经尿道将电切镜置入膀胱内，配合灌洗器冲洗，吸出淤积于膀胱内的血块，使膀胱腔清晰显示后，电灼膀胱黏膜上散出出血点、曲张血管、坏死灶和溃疡，甚至呈团状隆起状的新生炎性肉芽组织、小结节等，术后配合膀胱冲洗、抗感染、止血及支持疗法，达到了满意的治疗效果。

三、护理要点

1. 嘱病人多饮水。
2. 避免长期站立或坐位工作。
3. 保护会阴部清洁，预防二次感染。

四、中医防治

外因为放射线热毒，内因为气血瘀滞，毒邪内蕴，病机为膀胱气化失常、湿热内蕴，气耗阴伤、血溢脉外，后期为肾失开阖、水道不利。治当清利膀胱湿热，凉血化瘀止血，后期当益肾通利。

1. 经验方

（1）八正散加减

药物组成：白茅根 30g，滑石、生地、车前子（包）、小蓟、地榆、萹蓄、薏苡仁各 18g，灯心草 3g。

加减：兼气虚者加生黄芪 30g，党参 15g，白术 12g；兼气滞者加乌药 12g，王不留行 9g；兼血瘀者加当归 15g，三七 6g，丹参 15g；阴虚内热者加地骨皮 20g，鳖甲 15g，银柴胡 10g；血尿甚者加仙鹤草 30g，茜草 18g。

使用方法：每日 1 剂，分早晚两次服，12 天为一疗程。

（2）中日友好医院肿瘤科经验方

药物组成：炒黄柏 10g，泽泻 20g，川牛膝 10g，金钱草 10g，淫羊藿 12g，白芍 20g，生甘草 5g。

加减：血尿严重者加小蓟 10g，白茅根 10g；小便不利者加萹蓄 15g，瞿麦 15g；小便涩痛者加苦参 9g，地肤子 15g。

使用方法：水煎，口服，每日 1 剂，早晚分服。

2. 中成药

复方苦参注射液（岩舒注射液）：20mL 加入 0.9% 氯化钠注射液 250mL 中静脉滴注，每日 1 次。

3. 中药膀胱灌注

药物组成：生地黄 24g，小蓟 15g，滑石 15g，淡竹叶 6g，炒蒲黄 9g，藕节 9g，当归 6g，栀子 9g，车前子 12g，瞿麦 12g，大黄 6g，炙甘草 6g。

使用方法：上述中药经浸泡、煎煮、过滤、灭菌，装瓶，每瓶 100mL。予高温高压灭菌的清热凉血汤膀胱灌注，每次灌注量为 50~100mL，保留 15~30 分钟。每周 1 次，治疗时间为 2~8 周。

4. 灌肠

药物组成：黄芩 15g，黄柏 15g，制大黄 15g，虎杖 30g，苦参 30g，败酱草 30g，白茅根 30g，大蓟 10g，小蓟 10g。

使用方法：浓煎 150mL 保留灌肠，每晚 1 次，15 天为一个疗程，连用 2 个疗程，中间间隔 5 天。

第七节　小肠、结肠和直肠的放疗反应

一、放射性损伤的机理

隐窝细胞分裂很快，平均日分裂数次，并且受照后丢失也很快，肠绒毛细胞本身是不增生的，因此经放射后也没有立即效应，但如不能从隐窝处得到源源不断的更新，而已分化的细胞又连续脱落，绒毛就明显变短。常规放疗 40~50Gy，可有 1%~5% 的病人出现小肠放射反应，甚至会发生肠坏死、溃疡穿孔及梗阻；照射剂量如达 65Gy 以上，可发生小肠上皮严重脱落，产生致死的胃肠综合征、水电解质平衡紊乱、蛋白质丢失，进一步出现感染和出血，可使病情加重而死亡；腹部照射 >65Gy，其小肠放射综合征出现率达 25%~50%，故腹部照射时应尽量避开小肠，以减轻小肠反应。可采用压迫器推开小肠或改变体位，头低足高、侧卧水平照射等方法。结肠、直肠因盆腔肿瘤接受放疗者，多数病人的直肠会发生组织学变化，大多数病人放疗后症状轻微，但2.5%～15%的病人可有显著的结直肠症状。这些病人接受放疗数天或数周后，可出现里急后重、黏液血便、腹泻（多系回肠功能障碍所致）、便秘及肛管疼痛等症状，放疗后数月或数年，可因肠壁血管损伤（闭塞或狭窄）引起广泛黏膜溃疡，肠腔狭窄、出血甚至肠穿孔、坏死，直肠、乙状结肠与阴道、膀胱之间形成瘘管等。

二、治疗方法

放疗所致结直肠损伤目前尚无特效的治疗方法，主要是对症处理，包括使用镇静剂，肛管内应用麻痹性膏剂以舒缓肠痉挛，应用胆酸结合树脂治疗腹泻等。对里急后重症状严重者，可试用氢化可的松、5－aminosalicylic（5－ASA）、氢氧化铝直肠乳剂及抗生素等灌肠治疗；对慢性放射性直肠炎的出血可用止血药、局部烧灼、激光等治疗；对失血过多甚至危及生命的大出血则需输血及手术治疗。

晚期肠道并发症包括放射性直肠炎、乙状结肠炎、直肠阴道瘘、肠粘连、肠梗阻、肠穿孔等。按程度分为轻、中、重三度。轻度主要表现为少量便血；中度表现为反复出现大量血便及黏液便，伴里急后重；重度者更为严重，直至出现肠道溃疡、狭窄、肠瘘等。对轻度病人不必特殊处理；中度者给予消炎、止血、解痉等药物处理，如口服抗生素；便血严重者可在灌肠液中加入10%的肾上腺素1mL，能迅速止血。对阴道直肠瘘或严重肠溃疡、狭窄、肠梗阻及严重出血者可行横结肠造瘘术。

三、护理要点

（1）指导病人进食易消化、无刺激、高热量的食物，少量多餐。

（2）腹泻时不宜进食高脂类食物和粗纤维食物。

（3）多饮水，避免脱水。

（4）腹泻时保持肛门清洁。

（5）病人不宜过多说话，医护人员需对家属和探视者说明。

四、中医防治

放射性肠炎在中医文献中无明确记载，根据其临床表现腹泻、腹痛、恶心、呕吐、排出黏液或血样便、里急后重等，放射性肠炎当属于中医学的"泄泻""便血""痢疾""肠风""脏毒"等病证的范畴。

中医学认为放射线为火热之物，放射性肠炎患者同时又有癌毒结聚之实，加之射线（热毒）侵犯肠道，致脾胃运化失常，水液代谢失调，毒邪内阻，湿热毒邪侵袭，肠络受损，湿热下注，腐肉败血，而致泄泻。《素问·至真要大论》云："诸呕吐酸，暴注下迫，皆属于热。"临床表现为腹痛、里急后重、便脓血、肛门灼热等热毒蕴结、灼伤肠道的邪实之证。《素问·阴阳应象大论》言"壮火食气"。热毒为阳邪，易灼伤津液，耗伤气阴，损伤人体的正气，放射性肠炎患者存在肿瘤正气亏虚之本，加之手术、化疗、放疗更伤正气，久病久泻亦致水液丢失，伤津耗气，故出现泄泻或便秘、倦怠乏力、完谷不化、口干不欲饮等脾胃虚弱之证。疾病后期，腹泻等迁延不愈，久病及肾，脾肾同病，出现命门火衰，火不暖土，脾失健运，肠失固摄。《医方集解》云："久泻皆由命门火衰，不能专责脾胃。"故放射性肠炎的病机总属本虚标实，虚实夹杂。初期以热毒内蕴，湿热下注，损伤肠道为主，随着病情的进展，出现脾胃虚弱，水湿内盛，疾病后期出现脾肾两虚，肠失固摄的病理变化。

此外，肿瘤患者往往情绪低落，焦虑抑郁，肝气不舒，致肝失疏泄，横逆犯脾，损伤脾胃，运化失司，且有射线热毒内犯，其病机为肝脾不和，湿热内蕴。

针对该病的病因病机，治疗当以清热解毒、凉血止血、活血化瘀、敛疮生肌为主，兼以补气生血、健脾益气。

1. 内服方

（1）四君子汤合四神丸加减（中日友好医院肿瘤科经验方）

适应证：放射性直肠炎脾肾两虚证。

药物组成：党参 15g，炒白术 15g，山茱萸 15g，吴茱萸 6g，黄连 3g，煨肉豆蔻 10g，诃子肉 10g，盐补骨脂 15g，木香 6g，焦槟榔 10g，乌药 10g，川续断 12g，盐炒黄柏 12g，甘草 6g，石榴皮 10g，生姜 3 片，大枣 7 枚。水煎服。

加减：便血者加地榆炭、黄柏炭、川断炭；下利脓血，赤多白少者加当归、赤芍；白多赤少者加白头翁；里急后重者重用木香、焦槟榔。

（2）葛根芩连汤合白头翁汤加减

适应证：放射性直肠炎湿热毒蕴证。症见腹痛，腹泻，泻下急迫，泻如水注，或泻而不爽，大便色黄而臭，或痢下赤脓，里急后重，肛门灼热，胸闷烦渴，恶心纳呆，舌红绛，苔黄腻，脉滑数。

药物组成：黄连 12g，白头翁 12g，黄柏 12g，秦皮 12g，葛根 10g，炒地榆 10g，槐花 10g，广木香 6g，焦槟榔 10g，生大黄 9g，生甘草 6g。水煎服。

（3）槐花散合十灰散加减

适应证：放射性直肠炎热毒伤络证。症见腹痛，腹泻，大便次数增多，里急后重，下利黏液脓血便，便血或下血不止，甚则神昏谵语，舌绛紫，苔黄，脉数。

药物组成：炒槐花 20g，侧柏叶 20g，荆芥穗 15g，炒枳壳

15g，地榆 20g，大蓟 15g，小蓟 15g，仙鹤草 20g，茜草根 15g，大黄 9g，牡丹皮 12g，赤芍 12g，棕榈皮 15g，黄连 15g，木香 10g。水煎服。

2. 中药保留灌肠

（1）肠瑞灌肠剂（山西省中医院方）

药物组成：地榆 30g，仙鹤草 15g，三七 6g，白及 30g，阿胶 12g，大黄 10g，儿茶 6g。

适应证：放射性直肠炎。

使用方法：患者每晚睡前排空大小便，取左侧卧位，双腿弯曲，药液温度为 36℃ ~ 40℃，连接输液管，末端接无菌肛管并涂液状石蜡，操作技术要求细致、轻柔，肛管要求径细、光滑，多涂润滑剂，肛管插入 10 ~ 15cm 即可，滴入时间控制在 10 分钟左右，术毕嘱患者俯卧 1 ~ 2 小时，以使药液充分接触直肠前壁，4 周为一个疗程，患者每周随诊 1 次，直至疗程结束。

注意事项：用药前清洗肛门，保持清洁、干燥，宜进高热量、高蛋白、高脂肪、维生素含量丰富的饮食，少量多餐，保证营养素的摄入，避免辛辣刺激性食物及粗纤维食物。

（2）康复新液灌肠

适应证：放射性直肠炎。

药物组成：康复新液为美洲大蠊干燥虫体的提取液，有效成分为多元醇和肽类，具有促肉芽组织生长、促表皮细胞生长、促创面坏死组织脱落、加速创面修复、促进血管新生、改善胃肠黏膜创面微循环、抗菌消炎等作用。

使用方法：患者采用膝胸位，用一次性灌肠袋储存药液 100mL，药温为 37℃，以液状石蜡润滑肛管，嘱患者张口呼吸，轻轻将肛管插入肛门内 10 ~ 15cm。灌肠速度不宜过快，以减轻对肠黏膜的刺激。灌药完毕后嘱患者先右侧卧 10 分钟，再左侧卧

10 分钟，最后改为平卧位，使药物充分接触肠壁，尽可能使药物保留时间延长。每晚 1 次，10 天为一个疗程，共治疗两个疗程，每个疗程结束后观察病情变化。

3. 溃疡油（中日友好医院肿瘤科方）

药物组成：生大黄、红花、紫草、诃子。

使用方法：上药各等分，用市售色拉油慢火煎熬过滤而成油状液体。用时以棉签蘸取药液，外涂创面。

第八节　放射性肺损伤

一、放射性肺损伤机理

照射后肺损伤的早期反应是渗出，大约发生在照射后 1 个月左右，其损伤分炎症阶段和纤维化阶段。放射性肺炎的病理特征是肺泡毛细血管壁界面失去平衡，造成肺泡膨胀不定，血液进入肺泡腔内造成出血，这是肺泡表现活性物质减少和屏障活性丧失的结果。主要的靶细胞是 II 型细胞和内皮细胞。肺纤维化的特点是肺泡壁的损伤产生反应性的炎性变化，出现纤维素及其他血清蛋白漏入肺泡腔中，形成网状纤维素的"增生"，在肺组织内数量增多并变厚，肺的病理改变可以从局限性的实变进一步形成肺组织的融合性实变。全身照射时发生放射性肺炎的阈值大约为 7.5Gy，发生 5% 放射性肺炎的剂量为 9.5Gy。全肺照射 20Gy 即可产生肺损害。肺癌放疗时，肺局部放射反应是不可避免的，若范围局限则无明显症状。

二、临床表现

必须根据照射史、受照剂量、临床表现、实验室检查以及 X

射线胸片等辅助检查所见，进行综合分析，排除其他因素造成的肺部疾病，方能做出正确诊断。

1. 诊断标准

（1）肺部受照剂量为8Gy以上（含8Gy）。

（2）一般于照射后1~6个月发病。

（3）有咳嗽、胸闷、胸痛、呼吸困难和低热等临床症状。

（4）轻者体征可无明显异常，重者呼吸音降低，出现干湿啰音。

（5）X线检查发现受照射肺部出现网状、边缘不整齐的模糊状阴影。

（6）实验室检查轻者可无明显异常，重者见白细胞升高或降低，血气分析见氧分压下降，二氧化碳分压升高。

（7）肺功能检查时轻者无异常，重者见肺顺应性减低，伴肺通气量/血流量比例降低和弥散功能降低。

2. 诊断参考指标

（1）可伴有造血、免疫和消化系统等辐射损伤一系列生理病理和临床表现。

（2）血浆血管紧张素 II 活性升高。

（3）血浆内皮素 I 活性升高。

（4）血清或肺组织中肿瘤坏死因子 α（TNF-α）、白细胞介素-1β（IL-1β）、细胞内黏附分子-1（ICAM-1）及 P、E 选择素（selection）可增加。

（5）必要时行穿刺活检、支气管灌洗液和气道分泌物病理检查，可有助诊断。

3. 临床分度

（1）轻度放射性肺炎

满足下述2个条件以上可基本做出分度诊断：①病变范围局

限或程度较轻微。②临床症状轻微或不明显。③体检无异常发现或局灶性呼吸音降低和干湿啰音。④实验室检查和肺功能检查无明显改变。⑤X线检查见肺部仅有少量局灶性云雾状阴影。

（2）重度放射性肺炎

满足下述2个条件以上可基本做出分度诊断：①病变范围弥散或程度较严重。②有明显的呼吸功能障碍症状，如咳嗽、胸闷、气急、胸痛和呼吸困难。③肺部呼吸音降低，并可闻及干湿啰音。④可有低热、白细胞升高或降低。⑤肺功能检查有明显呼吸功能障碍，表现为肺顺应性降低，肺通气量/血流量比例下降，血气分析见氧分压下降、二氧化碳分压升高。⑥X线检查肺部见明显边缘不清的模糊状阴影，呈团块状、网状或条索状。

4. 临床分类

放射性肺炎分急性和慢性两类。

急性放射性肺炎常发生在治疗后的3周，4～6周达高峰，2～3个月消退。常见的症状是刺激性干咳，可能有低热盗汗及呼吸困难。严重者可有突然高热、胸痛、发绀及气急等。

慢性放射性肺炎主要因肺纤维化而造成，表现为持续性刺激性干咳及肺功能减退，通常于治疗后的2～3个月出现，可持续多年。

三、预防与治疗

1. 预防

放射性肺炎发生与照射野面积、部位、心肺功能等有关，照射部位位于肺门纵隔附近时易发生，肺尖部较少发生；慢性气管炎、肺气肿者易发生。胸部放疗时，应尽量减少正常肺的损伤，全肺照射时使用剂量不应超过15Gy（常规分割），当疗程延长时，减少每次剂量，则总剂量以不超过25Gy（3～4周）为宜。

2. 治疗

治疗主要是消炎、止咳，应用大剂量抗生素、肾上腺皮质激素、维生素及支持治疗，对重症者则要加用吸氧等措施。

（1）一旦诊断为放射性肺炎，应及时脱离射线。

（2）对症处理如吸氧、抗感染和增加营养等。

（3）应用肾上腺皮质激素等以减轻临床症状和控制病情发展。

（4）应用细胞因子如干扰素等以减轻症状和控制病情。

（5）应用抗氧化剂以控制病情。

（6）尽早预防和控制并发症。

（7）适当应用中药辅助治疗。

（8）重度者辅助人工呼吸。

四、护理要点

（1）积极给予心理疏导，使病人能够保持良好的精神状态，树立战胜疾病的信心。家人需多陪伴病人，给予生活上的照顾。

（2）要注意观察病人的呼吸次数及深浅情况，如病人出现口唇发绀、呼吸困难时应取半卧位，给予氧气吸入，有条件者可静滴泼尼松或地塞米松等以缓解症状。

（3）每天观察体温变化，轻度发热可予以30%酒精或温水擦浴，推拿涌泉、合谷、曲池等穴，重者可用激素、抗生素静滴。中药降温可用柴胡注射液、穿琥宁、清开灵注射液等。

（4）注意病人咳嗽的变化和伴随症状，对有痰不易咳出者，可由下往上轻拍背部，帮助排痰。口服甘草合剂、溴己新，如病人干咳不能入睡时，可口服可待因30mg。

（5）保持室内清洁，空气新鲜，室内温度一般在18℃～20℃为宜，湿度以60%～65%为佳。

（6）注意定时更换衣服、床单、被褥，保持口腔清洁，增加抗病能力，预防交叉感染。吸烟者一定要戒烟。

五、中医防治

中医学认为，肺为娇脏，外合皮毛，主一身之气，主治节，喜润恶燥。而放射线是一种热毒燥邪，容易损伤肺气，耗伤肺阴，导致肺络气血运行不畅。邪热化火，更加灼伤肺脏，伤津耗气。且热邪伤肺，肺阴不足，虚热内盛，与体内瘀毒互结，灼耗津液，以致津灼肺焦，肺气不宣，清气不升，浊气不降。故临床所见放疗患者病机多为气阴两虚，瘀毒内结，出现干咳、胸闷憋气、口咽干燥、咳吐黄色黏痰、咯痰不畅或咳血等症状，从而严重影响肺癌患者生活质量。

治当滋阴润肺，清热解毒。

1. 经验方

平肺口服液为中日友好医院经验方，适用于放射性肺炎急性期。

药物组成：桑白皮、浙贝母、瓜蒌、百合、麦冬、五味子、白花蛇舌草、鱼腥草、白及等。

使用方法：由制剂室加工制成口服液（10mL／支）备用，在放射治疗的同时予平肺口服液每次 10mL，每日 2 次。30 天为一个疗程，从放疗第 1 天起开始服用。

2. 辨证论治

（1）肺燥咳嗽

症状：干咳无痰，咳引胸痛，声音嘶哑，鼻燥咽干，大便干，小便赤，舌红少津，苔少，脉细数。

治法：清肺化痰。

方药：泻白散加减。黄芩 9g，秦皮 10g，当归 15g，葶苈子

10g，生地 12g，栀子 9g，桔梗 9g，桑白皮 15g，菊花 9g，天花粉
15g，沙参 10g。水煎服。

（2）肺阴虚咳嗽

症状：久咳不止，痰少而黏，形体消瘦，口燥咽干，胸闷气
短，潮热盗汗，胸部隐痛，舌质红，少苔，脉细数。

治法：滋阴润肺。

方药：养阴清肺汤加减。生地 15g，麦冬 12g，贝母 12g，生
甘草 9g，玄参 15g，丹皮 9g，炒白芍 15g，天门冬 15g，薄荷 5g。
水煎服。

据此方制成的养阴清肺膏或养阴清肺糖浆可长期服用。

（3）肺肾两虚咳嗽

症状：气喘，干咳，伴口干咽燥，双下肢痿软，舌淡红，苔
薄黄而干，脉沉细或沉弱。

治法：滋养肺肾，补中益气。

方药：百合固金汤加减。百合 10g，沙参 10g，丹参 20g，玄
参 12g，甘草 10g，枇杷叶 10g，生地 12g，熟地 15g，桔梗 10g，
黄芪 30g，山萸肉 12g，五味子 10g。水煎服。

加减：热象明显，痰浓稠，加鱼腥草 30g，蒲公英 15g，黄芩
10g。外感者，加银花 15g，荆芥 10g，连翘 10g。大便秘结者，加
杏仁 10g。

（4）阴伤肺燥

症状：多见于放疗后 1～3 个月，刺激性干咳，无痰或少痰，
咽痛，口干喜冷饮，胸闷心烦，或伴低热，纳食不香，舌红少苔
乏津，脉细数。

治法：滋阴清热，润肺生津。

方药：沙参麦冬汤合清燥救肺汤加减。麦冬 10g，党参 10g，
半夏 10g，阿胶 10g，胡麻仁 10g，石膏 30g（先煎），枇杷叶 10g，

竹茹 10g，竹叶 6g，天花粉 10g，知母 10g，川贝 6g，沙参 10g，玉竹 10g，银柴胡 10g，百合 10g，白薇 10g。水煎服。

（5）肺脾气虚兼血瘀

症状：病程迁延，咳嗽反复发作，痰黏腻或稠厚成块，色白或带灰色，早晨咳痰较多，常伴胃脘痞满，纳差呕恶，乏力懒动，大便稀溏，小便数，舌质紫暗，苔白腻或黄腻，脉濡滑或滑细。

治法：补肺健脾，祛湿化瘀。

方药：生姜甘草汤合二陈汤加味。党参 10g，黄芪 10g，茯苓 10g，陈皮 10g，法半夏 10g，白术 10g，苍术 10g，川朴 10g，八月札 10g，红花 10g，苏木 6g，鼠妇 6g，露蜂房 10g。

（6）热毒炽盛，痰热郁肺

放疗后血管渗透性增强，肺泡间质水肿，易合并肺部感染，而使热毒和痰火内郁。

症状：恶寒发热，咳嗽痰多，痰黏厚或稠黄，咳吐不爽，咳甚胸痛或咳血，口干欲饮，舌红，苔薄黄或黄腻，脉滑数。

治法：清热解毒，清肺化痰。

方药：清金化痰汤合千金苇茎汤加减。桑白皮 10g，黄芩 10g，栀子 10g，知母 10g，鱼腥草 10g，金银花 10g，连翘 10g，红藤 15g，薏苡仁 10g，冬瓜子 10g，贝母 10g，瓜蒌 10g，桔梗 10g，芦根 10g，石斛 10g。水煎服。

第九节　脊髓放射性损伤

一、脊髓放射性损伤的机理

脊髓放射性损伤发生与照射量、照射面积和疗程长短有关，产生放射性脊髓炎的剂量阈为 40Gy/4 周左右。照射面积越大，分割次数越少，则耐受量越低，反之，就越高。由于脊髓耐受量与霍奇金病根治量相似，因此治疗中如忽略脊髓的保护，就有可能出现放射性脊髓损伤。

在放疗后数月到数年内可发生放射性脊髓炎，该并发症的发生主要是由于血管的损伤及继发白质的损伤。晚期的脊髓功能损伤不是由于对神经直接作用，其主要靶细胞群是少突胶质细胞和内皮细胞群，少突胶质细胞群受损后白质易发生节段性的脱髓鞘。外周神经的靶细胞是神经膜细胞，其放射耐受性高于少突胶质细胞。

二、放射性脊髓炎分类

早期损害出现于放疗后数月内，病人低头、屈颈时出现电击样症状，向肢体或背部放射，持续 4~8 个月，个别达数年。晚期可表现为脊髓横贯性损伤，多见于脊髓照射剂量≥50Gy 时，表现为下肢感觉异常，如灼热感或疼痛等，进而出现肌肉无力，呈进行性，终至出现损伤平面以下截瘫，伴膀胱炎或肠麻痹。放射性脊髓炎分类如下：

1. 暂时性

症状多发生在照射后 3~6 个月，表现为肢体麻木和触电感。在屈颈时这种触电感可从颈后、腰背部放射到骶尾部及双下肢，体检没有任何神经方面的阳性体征。这些症状可自行减轻和消失。

2. 永久性

症状多发生在受照射 6 个月以后，表现为肢体感觉消失、运动障碍、肌肉萎缩，严重者可产生横贯性截瘫、大小便障碍，最后多因合并感染而死亡。横贯性脊髓炎多发生于两照射野之间剂量重叠处。

三、治疗

放射性脊髓炎要以预防为主，即给予合理的照射野及剂量。急性期可即时给地塞米松，辅以神经营养及扩张血管药物等。

放射性脊髓炎、脑病，临床治疗主要采用大剂量皮质激素、维生素 C 和维生素 B、能量合剂和脱水剂。高压氧舱仅对感觉异常者有效，对已有运动障碍者无效。必要时手术探查，切除坏死病灶或减压。

四、护理要点

（1）避免持重的东西和剧烈活动。

（2）防止摔倒。

（3）减少持重负担，多用轮椅代步去放疗。

（4）正确使用止痛药。

（5）放疗期间或放疗后不要勉强活动。

五、中医防治

放射线属热性物质，可耗气伤阴，正气虚损则血运不畅，加之射线助热，终成气阴两虚，瘀热内阻证，治当益气养阴，清热化瘀。

1. 内服方

（1）补阳还五汤（广州中医药大学第一临床医学院方）

药物组成：黄芪 30g，当归 10g，川芎 15g，桃仁 10g，赤芍 15g，红花 10g，地龙 10g，全蝎 10g，僵蚕 10g。

使用方法：水煎服，每日 1 剂。

（2）虎潜丸（《实用中西医结合肿瘤内科学》）

药物组成：狗骨 20g，牛膝 9g，锁阳 15g，当归 15g，白芍 15g，黄柏 9g，知母 15g，熟地 15g，龟甲 20g。

加减：兼阳虚者，酌加鹿角片 9g，补骨脂 15g，巴戟天 15g，肉桂 6g，附子 6g；血瘀者，加川芎 9g，红花 9g，丹参 15g，川牛膝 9g，元胡 9g。

使用方法：水煎服，每日 1 剂。

2. 针灸

临床常用足三里、三阴交、伏兔等穴位，常规针刺。

3. 艾灸

取穴：关元穴、气海穴、中极穴、三阴交。

操作方法：操作者将点燃的艾条（两条，每条长约 5cm）放入艾灸盒内，然后将艾灸盒完全覆盖在气海、关元、中极穴上进行温和灸，在艾灸盒与皮肤之间垫一治疗巾以防烫伤；另取一条艾条点燃后，由操作者手持艾条将点燃的一端对准三阴交穴，距离患者皮肤保持 3cm 左右进行温和灸。每穴灸 15 ~ 20 分钟，每日 1 次，两周为一个疗程。

注意事项：以患者局部感到温热但无灼痛为度，随时弹去艾灰，灸至局部皮肤红润，如局部知觉减退者，操作者需将食指、中指分开后置于施灸部位两侧，通过操作者的手指来感知患者局部温度，以利随时调节施灸距离，防止灼伤。

第十节　脑放射性损伤

一、发病机理

放射性脑病一般发生在放疗后 3 年以上，病理多呈渐进性发展，一旦发生很难逆转，预后不良，常可严重致残，甚至死亡。发生原因常与下列因素有关：①脑脊髓供血血管受放射性损伤，导致脑脊髓缺血性变性坏死。②脑脊髓组织直接受到过量照射。③脑、脊髓对放射损伤产生变态反应，脑脊髓出现过敏性脱髓鞘改变及脑细胞团块状坏死。

病理显示，神经细胞变性和坏死，神经胶质细胞增生，胶质细胞包绕变性和坏死的神经细胞，即"卫星"现象，胶质细胞吞噬神经细胞，即"噬节"现象。局部神经脱髓鞘，血管周围细胞浸润。小脑颗粒层细胞大量固缩，浦氏神经细胞常发生变性坏死。严重的神经系统机能紊乱，常表现为共济失调、肌张力增加、肢体震颤等锥体外系症状。有些病例出现抽搐和昏迷等皮层严重损伤症状。

二、临床表现

全脑照射 20Gy 可出现厌甜食或咸食等食欲改变。当脑受较高剂量（>45Gy）大面积照射时，可出现惊恐、焦虑、烦躁不安、头痛、失眠等。早发反应有嗜睡、头晕。延迟反应可在数月至数年后发生，有逐渐加重的嗜睡、记忆力及智力减退、颅神经麻痹及头痛、恶心呕吐等颅压增高症状。

1. 急性反应

神经细胞对放疗不敏感，但脑内微小血管对放疗敏感性较高，血管细胞崩解坏死，血管通透性增高，出现一过性脑水肿、颅内压增高。发生时期在放疗 1 周内。

10~20Gy：出现颅压增高，表现为呕吐、恶心、头痛。>50Gy：出现脑萎缩、脑坏死。

2. 放射性脑病

潜伏期 1.5~17 年，中位潜伏期 4 年，再程放疗可缩短至 7

个月，中位期缩短至 1.5 年，因损伤部位不同可出现不同临床
表现。

（1）大脑型

最多见。两侧耳前野和面颈联合野照射常常包括两侧颞叶部
分脑组织。轻者可无任何症状及体征。因颞叶受损、水肿、坏
死、液化导致一系列临床症状，CT 或 MRI 检查发现颞叶底部不
规则水肿，占 16%～20%，部分病人偶发头晕、记忆力下降，典
型病例表现为记忆力显著下降、理解困难、反应迟钝、呆滞、定
向力障碍。定向力障碍包括对时间、地点、人物事件的认识辨别
错误、幻觉、短暂思维停顿等。部分病人出现颅内高压症状。

放射嗜眠症综合征（radiation somnolence syndrome，RSS）已
被众多学者公认为放疗后的一个延迟效应，它主要发生在儿童的
全脑放疗。RSS 能引起不可抑制性睡眠的发生，且发生的时间多
不合时宜，比如在说话、吃饭或驾车时突然进入睡眠状态。

局限性放射性脑坏死可有运动、感觉、语言、执行能力的改
变，并可出现癫痫和颅内压升高等症状。一般情况下，可根据患
者的病史、症状及放射影像学检查来诊断放射性脑坏死，但最终
的确诊需依靠病理诊断。由于脑组织的活检比较困难且存在很大
风险，患者一般不愿接受，因此目前主要依靠影像学诊断。通常
脑坏死的发生需要 6～12 个月的时间，75% 的放射性脑坏死在治
疗后 3 年被发现，已有的研究表明，放疗联合化疗会增加脑坏死
的发生率。现有的临床报道往往低估了放射性脑坏死的发生率，
主要有两个原因：①所收集到的仅仅是脑坏死的绝对数值，而不
是总体累积的发生率，因为一部分患者可能在脑坏死发生之前就
已去世。②在临床随访中，患者由于经济原因未完成相关检查，
这样可能会忽略无症状或症状不明显的脑坏死。国外相关肿瘤放
射治疗组织已开展了一项研究，试图找出不同大小的靶区所能承

受的最大照射剂量（以放射性脑坏死为观察终点），希望能获得有关放射性脑坏死更全面的数据。

（2）脑干型

较少见。主要表现为头晕、复视、言语不清、吞咽困难、行走不稳、交叉性瘫痪、共济失调等脑桥、延脑受损改变，CT 或 MRI 检查可见脑干肿胀及液化囊性改变。

（3）垂体型

儿童、少年鼻咽癌放疗后，由于垂体受到高剂量照射，损伤其功能，可出现垂体性侏儒、黏液性水肿，成年后第二性征缺失、闭经、阳痿、不育等。成年病人亦可出现垂体功能低下的表现。CT 及 MRI 检查可能出现垂体萎缩。

三、治疗

放射性脑病的防治主要是避免重复放射治疗。大量维生素 B 类、辅酶 A、细胞色素 C 等营养药和地巴唑、丹参片等扩张血管药的使用，对延缓病情有一定的效果。

当出现颅内压升高时，需首先采取降低颅内压的措施，急性颅内压升高时可使用 20% 甘露醇 250mL 或者甘油果糖 250mL，快速静脉滴注，或用呋塞米 20mg，地塞米松 10mg，静注，并根据颅压情况决定重复用药。同时应注意血清电解质的丢失和脱水，予以及时补充。需长期应用甘露醇者可以口服 50% 甘油盐水，可以避免反跳和电解质紊乱等不良反应。

四、护理要点

（1）早期发现颅内压增高症状。

（2）避免长时间读书、看电视。

（3）预防便秘。

（4）脱发后护理：洗头时不用香波，不用木梳。放疗后 3 个月可再生头发。

五、中医防治

1. 大补元煎加减

适应证：阴虚阳亢型放射性脑病。症见头痛头晕，腰膝酸软，耳鸣少寐，神疲乏力，舌红少苔，脉细无力。

药物组成：熟地 20g，山茱萸 20g，山药 30g，枸杞子 15g，天麻 9g，钩藤 15g，石决明 20g（先煎），牛膝 9g，桑寄生 30g，夜交藤 20g，生龙骨 15g（先煎），生牡蛎 20g（先煎）。

使用方法：水煎，口服，每日 1 剂，早晚分服。

2. 中日友好医院经验方

适应证：放射性脑水肿。

药物组成：白芷 10g，川芎 10g，钩藤 10g，蔓荆子 10g，白芍 15g，茯苓 15g，生地 20g，僵蚕 10g，姜黄 12g，桃仁 6g。

使用方法：水煎，口服，每日 1 剂，早晚分服。

第十一节　放射性肝、肾损伤

一、放射性肝炎

肝脏的耐受量与受照的肝体积有关，照射野小于正常肝体积的 25%，放射剂量可达 60Gy；照射野占正常体积的 25%～50%，放射剂量可达 45～50Gy；照射野大于正常肝体积的 50%，全肝照射不宜超过 30～35Gy。虽然肝脏的代偿功能较强，但全肝照射大于 30Gy，则有可能发生放射性肝炎，表现为肝肿大、腹水、黄疸及肝功能衰竭。

治疗主要是卧床休息，注意高热量、低脂肪饮食及中西药保肝治疗。

1. 保肝治疗

（1）维生素 C 3g，静滴，每天 1 次。

（2）甘利欣 150mg，静滴，每天 1 次。

（3）阿拓莫兰 3.6g，静滴，每天 1 次。

2. 中医防治

外因为放射线热毒，内因为气血瘀滞、毒邪内蕴、正气不足（脾胃气虚为主，一些兼有肝肾阴虚），病机为湿热蕴肝，气滞血瘀，属于本虚标实、虚实夹杂之证。治当标本同治，扶正祛邪，以同时应用清热解毒、健脾和胃、理气化瘀利水为宜。

（1）汤剂方

1）小柴胡汤加减

药物组成：柴胡 12g，黄芩 12g，生姜 9g，半夏 9g，丹参 10g，茵陈 10g，五味子 10g。

使用方法：水煎，口服，每日 1 剂，早晚分服。

2）扶正减毒汤（广西柳州市中医院方）

药物组成：党参 25g，茯苓 20g，生地 20g，白花蛇舌草 25g，泽泻 15g，黄芪 15g，白术 12g，丹参 12g，茯苓 12g，甘草 3g。

加减：脾胃虚寒选加大枣、砂仁；气血两虚选加枸杞子、生黄芪、女贞子、人参、熟地；食欲不振选加谷麦芽、山楂、神曲、鸡内金；腹痛选加田七、独活、细辛、乳香、没药。

使用方法：每日 1 剂，水煎服，服至停止放疗后 1~2 个月。

（2）中成药

平肝舒络丸，每次 1 丸，每天 2 次。

木鸡冲剂，每次 1 袋，每天 2 次。

茵莲清肝口服液，每次 20mL，每天 3 次。

复方苦参注射液 15mL，静滴，20 天为一疗程。

二、放射性肾炎

肾脏的耐受量较低，常规全肾照射 20Gy，5 年内有 1%～5% 的病人发生放射性肾炎；全肾照射 25Gy，可有 50% 的病人发生放射性肾炎；双侧全肾照射 17～18Gy（3～5 周）则未见肾功能损伤。因此全肾照射不要超过 20Gy 或减小每次剂量，总量可达 25Gy（3～4 周），不得已时最好用铅块遮挡部分肾，以降低放射性肾炎发生率。

急性放射性肾炎，常发生在放疗后 6～8 周，出现蛋白尿、高血压、贫血和心脏肥大等症状体征。治疗方法同肾小球肾炎，必要时用人工肾以度过急性期，部分病人可发展为慢性肾炎、肾萎缩及肾功能衰竭。

中日友好医院验方：生黄芪 40g，当归 20g，酒军 15g，金钱草 15g，黄柏 15g。水煎，口服，每日 1 剂，早晚分服。

第十二节 血管系统放射性损伤

放射线对血管系统的直接效应可分为三期：急性期有血管扩张及渗透性改变；中间期主要是射线对内皮细胞的损伤；后期是大血管壁的变化。

急性期的血管损伤有可能导致血管及组织交界处渗出、水肿，这种体液的堆积最终导致纤维化；毛细血管的损伤形成毛细血管周围的纤维化；动脉壁损伤后的纤维化表现为动脉内膜的增厚、动脉管腔狭窄，但在静脉壁中这种变化极少。

照射对内皮细胞的损伤容易发生在血流速度较慢的位置，可产生血栓，导致血管闭塞，局部组织因具体血管营养程度不同会出现不同的改变。

中医防治以凉血活血为主，方药：鸡血藤 15g，丹参 15g，当归 15g，威灵仙 10g，赤芍 10g，桃仁 10g，每天 1 剂，水煎服。

第十三节　神经系统放射性损伤

临床应用立体定向放射治疗，一次大剂量照射的剂量为 20～200Gy。正常脑组织和肿瘤对此剂量的反应主要表现为靶组织中的增生细胞、内皮细胞、少突胶质细胞和癌细胞损伤。少突胶质细胞的放射性坏死将引起神经束的脱髓鞘变性和白质坏死，同时可伴有内皮细胞损害和微循环障碍。一次大剂量照射可直接导致内皮细胞损害和微循环障碍，从而引起明显的神经元变性和灰质坏死。一次性大剂量的高能射线聚集于精选的靶组织中，使靶组织内的细胞群产生严重的损害，最终形成放射性坏死。

从放疗开始到组织发生凝固性坏死，至少需要 1 个月或更长时间，有时可达 6 个月。在这段时间内病人会出现程度不同的放射反应。放疗 1 年后，放射反应基本消失，因此不能把一些压迫、牵拉症状归咎于放疗反应。中枢神经系统的放射反应分为三期，即急性期、亚急性期和慢性期。

1. 急性期放射反应

急性期放射反应出现于放疗后 4 周之内，主要症状是恶心、呕吐、癫痫。产生机制主要与下列因素有关：

（1）血管结构的早期效应

中枢神经系统放疗后的早期急性反应为急性炎症反应，多在照射后数小时或数天内开始，主要发生在受照射区域。早期反应的主要特征为：①微细血管结构的损伤，特别是毛细血管内皮的损伤。②毛细血管循环损伤，毛细血管通透性增强，血浆渗出。

③毛细血管周围和间质的水肿及急性炎症反应。④血管周围星形细胞和神经组织水肿进一步弥散及血脑屏障的损伤。⑤脑膜炎和脉络丛脑膜炎。低剂量放疗，早期反应多为局限性或斑点状分布，但并非完全可逆；高剂量放疗时，它的分布广泛，反应严重且持续时间长，可以被修复，但会残留急性、慢性损伤。

随着放疗后时间的延长，血管周围和间质中浸润的炎性细胞可以由以多核细胞（粒细胞）为主转变为以单核细胞（淋巴细胞和粒细胞）为主；脑膜、脉络丛中以及小动脉和大血管壁中可有结缔组织增生，出现血管壁变性，血栓形成，进一步纤维化造成管腔阻塞。

（2）神经元的早期效应

该期神经元的形态学变化不显著。曾有学者观察到小颗粒细胞有短暂的可逆变化。

（3）脑室系统阻塞

治疗体积较大的听神经瘤时，治疗后 2~3 天肿瘤水肿加重，使原已受压的第四脑室进一步阻塞，发生急性细胞外脑水肿。为防止枕骨大孔疝，必要时可急诊开颅进行脑室 – 腹腔引流。

2. 亚急性期放射反应

亚急性期为放疗后 4 周到 6 个月，主要症状是头痛、恶心、记忆力下降、脱发等。

出现急性放射反应的病人可完全恢复正常，也可进一步发展，也有少数病人经放疗后肿瘤缩小，放射反应减轻，1~2 个月后脑水肿加重，出现相应症状和体征，如头痛、惊厥、运动失调等。在急性炎症开始后不久，少突胶质细胞即可出现损伤表现，主要有细胞肿胀、变性、坏死，可导致白质脱髓鞘。

3. 慢性期放射反应

慢性期指放疗后 6 个月以后。此期临床表现主要与照射部位有关，垂位瘤放疗后少数病人可以出现视神经、下丘脑损伤的症状，如视力下降、性欲减退、内分泌失调等；小脑脑桥脑角肿瘤放疗后可能出现听神经、三叉神经损伤的症状，如听力下降、面部感觉减退等。

亚急性期和慢性期之间的差别在于开始的时间和方式。慢性期血管损伤的进程和神经组织损伤发生的时间比亚急性期晚。有人观察到放疗后早在 9 个月或迟到 15 年才发生放射性坏死，临床主要表现为脑功能的降低、精神错乱、视觉障碍、癫痫发作、惊厥以及进行性脑损伤，甚至智力下降。

此期脑损伤的特征是迟发性放射性坏死。

放疗后出现放射性脑损伤主要与下列因素有关：①靶区剂量均匀度。②靶区最大剂量。③等中心数，等中心数过多容易造成靶区剂量均匀度下降，如正常脑组织受到剂量热点的照射则容易出现放射性脑损伤。④靶区体积越大，肿瘤的不规则度越大，靶区包含的正常脑组织越多，发生照射性脑损伤的几率越大；颅神经受照射的长度越长，出现损伤症状的机会越多。⑤病变与矢状窦的距离近等均是脑水肿的易发因素，矢状窦附近的蛛网膜粒是脑脊液循环的重要结构，蛛网膜粒损伤可能是脑水肿发病因素之一。

应当指出，同一体内不同类型的组织和细胞对射线的敏感性有很明显的差别。根据一些实验资料和临床经验，脑内不同类型疾病的参考照射剂量如下：恶性疾患及帕金森病为 160~180Gy，精神病为 160Gy，疼痛靶点为 100Gy，颅内动静脉畸形为 12.5~50Cy，颅内恶性肿瘤为 60~100Gy 等。从以上情况可以看出，对于功能性疾病施行破坏性放疗时所需的剂量很大，而病灶性疾患所需剂量要小些。

中医防治以通经活络、养血活血为主，方药：柴胡 10g，半枝莲 15g，丹参 15g，白芍 15g，当归 20g，川芎 10g，赤芍 10g，生甘草 5g。水煎服，每日 1 剂。

第十四节　放射性龋齿

一、机理

放疗后唾液腺分泌的唾液量减少，质变黏稠，口腔酸度增加，便于细菌繁殖，以及射线对齿槽骨及血管的直接损伤，可导致放射性龋齿。

二、临床表现

病人牙质疏松、碎裂、变黑，最后自根冠交界处断裂，形成满口尖利、参差不齐的黑色残根，自觉口臭，牙龈肿痛，常继发感染形成齿槽溢脓甚至颌骨骨髓炎。

三、预防及治疗

1. 预防

放射性龋齿重在预防。放疗前应恰当处理病牙，选用高能射线，减少骨对射线的吸收量。放疗中、放疗后应保持良好的口腔卫生习惯，用双氟牙膏刷牙。放疗后 1～2 年内勿拔牙。

2. 治疗

对已有放射性龋齿者应加强口腔清洁卫生，积极治疗口腔内感染灶，待放疗 3～5 年后方可请牙医在适当准备下谨慎地分批拔除龋齿。拔牙前常规使用抗生素 3～7 天，拔牙后继续使用抗生素预防感染，2～3 个月后才能配戴假牙。

中医认为，齿为骨之余，肾主骨，治当滋阴降火，补肾壮骨，常用黄柏、泽泻、炙龟板、知母、生地、麦冬、沙参、川芎、芦荟、石斛、陈皮、生甘草等。

（1）知柏地黄丸加减

适应证：阴虚火旺证。症见头晕耳鸣，牙龈微红肿，牙龈萎缩溃烂，牙根宣露，牙齿松动，腰酸，手足心热，舌红少苔，脉细数。

药物组成：生熟地各15g，知母15g，黄柏9g，山茱萸12g，山药15g，泽泻15g，丹皮15g，茯苓15g，牛膝9g，滑石15g，甘草6g。水煎服，每日1剂。

（2）当归杜仲散（福建中医学院附属人民医院方）

适应证：牙髓炎、根尖周围炎及牙周组织退行性变等。

药物组成：当归、杜仲、大黄、石膏。

使用方法：将当归半份，杜仲、大黄、石膏各1份混合研磨成粉末状散剂（过100目筛）备用，嘱病人晨间起床时，用手指（洗净后）或棉签蘸药粉涂擦轻摩患处牙龈3~5分钟。如牙周袋较深者，应将药物摩入牙周袋内。晚上临睡前，以同法施药一次。如此每日2次，15天为一疗程。

注意事项：晨间起床时使用泻火效果最好。如病情需要，可多次重复治疗，一般无副作用。可结合心理护理、口腔护理和饮食护理。

第十五节　放射性皮肤损伤

一、机理

凡接受过放疗的患者几乎均出现不同程度的不同部位和器官的纤维化疾病，皮肤因其基底细胞层及毛细血管对放疗的敏感性通常会成为常见受累组织，因此皮肤纤维化是放射治疗常见的慢性并发症之一。

单纯用常规 X 线或电子线照射时，由湿性皮炎反应愈合后形成皮肤疤痕，严重者呈红白相间的花斑状，其血供及给氧能力很差，易因瘙痒、衣领摩擦、碰撞等外伤引起溃破，形成经久难愈的深在大溃疡。这种放射性溃疡可深达颌骨、颈椎骨并伴严重感染，累及大血管区，可大出血死亡。

皮肤组织基底细胞分裂增生旺盛，可受放疗损伤，出现脱毛。微小血管内皮细胞损伤，血管通透性增强，形成浮肿和皮炎。

二、临床表现

临床表现为皮肤外形的改变（干燥，鱼鳞状），皮肤弹性消失与皮肤挛缩，皮肤坚硬难以捏起折痕，可伴发毛细血管扩张、疼痛与瘙痒。部分患者甚至会发生进展性的纤维化，反复出现皮肤感染，严重影响患者的生存质量。

1. 急性反应

一般将急性反应分为三度。

Ⅰ度：发生红斑，表现充血、潮红，有烧灼和刺痒的感觉。最后可逐渐变成暗红，表皮脱屑，称干性皮炎。

Ⅱ度：充血、水肿、水疱形成，发生糜烂，有渗出液，称为湿性皮炎。

Ⅲ度：放射性溃疡，表现为灰白色坏死组织覆盖，边界清楚，底部较光滑，呈火山口形凹陷成痂下溃疡，有剧痛。

2. 慢性反应

放疗后数日、数年出现的反应。表皮萎缩变薄，浅表毛细血管扩张，有时有色素沉着、脱屑、皮肤瘙痒，易受损溃破。高能射线可致皮下组织纤维化，有时呈板样坚硬，纤维化的程度与早期皮肤反应的严重性无关。有皮下组织纤维化的病人常可合并感染，发生放射性蜂窝织炎，有高热、局部红肿热痛，可用抗生素治疗但易复发。晚期慢性放射性皮炎，其溃疡可向深部组织发展，甚至累及骨组织，并发坏死性骨髓炎。

一般放疗（20～30Gy）后2～3周出现，表现为红斑、皮肤干燥、脱毛。

35～40Gy放疗后3周～1个月出现，表现为角质层脱落、色素沉着。

50～60Gy放疗后5～6周出现，表现为水疱、糜烂、感染。

放疗晚期超量照射，可出现皮肤溃疡、坏死，皮肤萎缩等。

三、预防及治疗

在不影响放射治疗杀伤肿瘤细胞效果的同时减少皮肤纤维化发生的方法是众多学者长期探索的目标，它引起越来越多研究者的关注。为避免此种后遗症，放疗应选择适当的放射源，以高能射线为主，辅以电子线或常规 X 线，颈部达预防照射量后，及时缩野对准残病灶小野加量，尽量避免湿性皮炎反应。一旦皮肤形成花斑状改变，应注意保护，避免一切理化因素刺激。对已形成皮肤溃疡者应保持局部清洁、抗炎、局部使用生肌散等，注意高蛋白、高维生素饮食。若保守治疗无效，可请外科清创、转移肌皮瓣修复。

干性皮炎反应可不必处理。湿性皮炎反应者，可外用甲紫、黏花六一散，也可用氢地油、鸡蛋清涂抹局部。而慢性放射性皮炎，可用尿素脂涂敷，使皮肤柔软，防止皲裂。放射性溃疡可用维生素 B_{12} 外用，对严重感染者，选择敏感抗生素湿敷，对坏死纤维组织可用糜蛋白酶或弹性酶软膏涂敷，利于控制感染，促进肉芽组织的生长和愈合。严重皮肤溃疡者，可采取外科手术、皮瓣移植、修复等治疗。

放疗后纤维化的治疗包括激素类抗炎治疗、己酮可可碱等血管药物及超氧化物歧化酶等抗氧化治疗。当皮肤纤维化及相关问题严重影响生活质量时，部分患者可进行整层皮肤与部分皮肤移植、人工皮肤、异体皮肤等重建与整形治疗。Vangeel 等对 9 例发生放疗后皮肤纤维化的乳腺癌患者实行了部分乳房切除及背阔肌皮瓣移植，并获得了良好的效果。此外，通过按摩改善皮肤局部血液循环的 LPG 技术可缓解接受放疗患者的皮肤纤维化。越来越多的有效和特异的治疗方法将会不断出现，从而减少皮肤纤维化给患者带来的痛苦，使癌症患者从放射治疗中获益更多，提高生存率和生活质量。

四、护理要点

1. 洗澡时避免摩擦照射部位。

2. 避免衣服摩擦照射部位。

3. 在放疗部位禁用湿敷和黏膏类贴剂。

4. 皮炎或皮肤瘙痒者可用激素类、抗炎类软膏，但不要在照射前使用。

5. 放疗前向病人说明放疗毒副作用。

6. 预防皮肤反应，皮肤保持清洁、干燥，避免理化刺激，忌用湿敷、热敷、化妆品及有刺激的药膏；避免烈日暴晒、严重冷冻，不要剃须，衣领要软。另外，要禁忌搔抓、按摩和外伤等。

五、中医防治

中医学认为，放射线属火热毒邪，放射性皮肤损伤是由于热毒过盛，热邪伤阴，引起热蕴肌腠而致脱屑、红斑、瘙痒、溃疡等症，属中医学"疮疡"范畴。

放疗是一种杀伤因素，属火热毒邪，热能化火，灼伤皮肤，耗伤阴液。热毒郁结皮肤而发为疮疡，轻者出现红斑、色素沉着、脱毛和脱皮，重者出现溃疡、坏死。放射性皮炎发生的病因病机为热毒过盛，火毒蕴蒸于皮肤，热盛肉腐，从而产生脱屑、溃疡。热入营血，血热互结，血失濡润，血行不畅而瘀阻，经络阻塞，而致灼痛，兼夹湿邪而溢液。疮疡毒邪炽盛时，也可破坏人体防御功能，通过经络的传导影响或侵入内脏，引起一系列的内在病理反应。轻则出现发热、口渴、便秘、溲赤等症；重则出现恶心呕吐、烦躁不安、神昏谵语、咳嗽、痰中带血等，甚或危及生命。

由于放射线属火热毒邪，连续的放射治疗，使机体的阴津耗伤，内不能灌溉于脏腑，外不能濡养肌肤孔窍，出现"津液耗伤"的证候表现。随着放射剂量的增加，火热之邪犯里，火热炽盛，蕴结成毒，加之瘀血内郁，脉络不通，而致疮疡，皮肤黏膜红肿疮疡，疼痛难忍，出现"热毒瘀结"的证候表现；火热之邪耗气伤津，气耗则脾虚失于健运，肌肤不得荣养，破溃难愈，出现"脾胃失调"的证候表现；放疗日久，皮损久溃不愈，气阴耗伤，气血生化之源不足，出现"气阴两虚"的证候表现。《医宗金鉴》云："痈疽原是火毒生，经络阻隔气血凝。"可见"热邪"是放射性皮炎的基本病因，"阴虚为本，火热为标"是基本病机，而本虚标实则贯穿整个疾病始终。

在临床实践中多数医家根据放射性皮肤损伤的病因病机，治疗以清热解毒为法，并辅以活血化瘀、清利湿热、消肿止痛等。一些药物如黄芩、黄柏和虎杖等，性味苦寒，清热泻火，解毒消肿，具有抗菌、消炎和抗病毒等作用，并可增强机体的免疫功能；而当皮肤溃疡在腐去之后因"瘀"和"虚"的原因导致肌不生、皮不长致疮疡溃破难以愈合时，治疗则以祛瘀生肌为法组方。有些药物如乳香、没药、血竭、三七和紫草等能行气活血、散瘀止痛和祛腐生肌，具有改善全身及局部血液循环，促进创面炎症吸收及肉芽组织生长的作用。

放射性皮肤损伤可根据不同病人的不同临床表现，从多方面进行治疗，局部施药更具优势，药物直达病所，疗效更高。《疡科纲要》云："疮疡为病，发见于外，外治药尤为重要。凡轻浅之证，专恃外治，固可收全功；而危险大疡，尤必赖外治得宜，交互为用，此疡医之学。"几千年来外用方药以其作用直接、功效显著成为疮疡类疾病治疗必不可少的方法。中医药在放射性皮炎治疗上常用的外用方药很多，疗效显著。

1. 经验方

（1）解毒愈肤油（中日友好医院方）

适应证：放射性皮炎、溃疡。

药物组成：黄芪、紫草、当归、大黄、红花。

使用方法：上药各等分，用市售橄榄油慢火煎熬过滤而成油状液体。将溃疡油均匀涂在照射野皮肤上并超出 1cm 左右的范围，厚 1～2mm，敞开衣物暴露受损皮肤至少 1 小时，早晚各 1 次，但在放疗前 4 小时内不要涂抹。若正在进行放疗者，于每次放疗结束后立即应用。每次溃疡油轻涂在放射野皮肤区域后应让其自然吸收，不得用力，也不必擦拭。

注意事项：保持放射野皮肤清洁、干燥；穿柔软、宽松、衣领大的棉质内衣，避免摩擦皮肤；避免阳光照射，夏天尽量避免出汗；洗澡时照射区域勿用肥皂，勿用过冷、过热的水，勿用毛巾揉搓皮肤；勿在照射区内贴胶布及使用刺激性油膏或其他药物，以免刺激皮肤加重反应。

（2）金虎膏药（广州中医药大学新药研究开发中心制备）

适应证：放射性皮肤损伤。

药物组成：金银花、虎杖、甘草、芦荟。

使用方法：嘱患者先用生理盐水清洁局部并用无菌敷料轻轻蘸干（如系Ⅲ度以上急性放射性皮肤反应，应用生理盐水湿纱布清洗局部后自然晾干），然后以无菌棉签于放射区域内发红皮肤处涂擦金虎膏至超出放射野范围1cm，敞开衣服暴露受损皮肤至少1小时，每天1次。患者每天放疗结束后立即应用，从放疗开始的第一天用至放疗疗程结束。

（3）清热解毒方（中国中医科学院广安门医院方）

适应证：放射性急性皮肤损伤。

药物组成：黄连、黄芩、黄柏、大黄等。

使用方法：将上述方药置于药锅中，加入清水500mL，浸泡2小时后煎开30分钟，浓煎至100mL，经过滤、灌封、灭菌后备用。每毫升药液相当于原药材0.5g。首先对局部皮损进行处理，用无菌0.9%氯化钠溶液清洗创面，将患处渗液、脱皮、坏死组织洗净，然后涂搽中药浓缩液，每日3~5次，每2周为一个疗程。

（4）五黄膏

黄芪、大黄、黄芩、黄连、黄柏等分，制成油膏，外涂患处。该药膏除清热解毒之外，尚有生肌之功。

2. 中成药

（1）湿润烧伤膏

药物组成：黄连、黄柏、黄芩、地龙、罂粟壳等。

使用方法：涂于损伤的创面（厚薄约1mm），每4~6小时更换新药。换药前，须将残留在创面上的药物及液化物拭去。暴露创面用药。

注意事项：①芝麻过敏者慎用。②夏季高温或反复挤压、碰撞会使该膏体变稀，但这种改变并不影响药效。如出现此种情况，可拧紧软管盖于开水中热浸数分钟，取出后倒置，自然冷却至室温，即可恢复原状。③运动员慎用。

（2）龙血竭胶囊

药物组成：龙血竭。

使用方法：暴露创面，用生理盐水清洗干净后，视创面大小取1~2颗龙血竭胶囊粉剂直接均匀撒于创面，使药粉与创面充分接触，每日1~2次。

注意事项：①指导患者穿无领全棉宽松柔软内衣，保护创面，忌用肥皂等化学物品洗浴，修剪指甲，防止抓伤。②创面充分暴露，避免摩擦及污染。腋下创面嘱患者用同侧手臂撑腰，创面如有浸湿必须重新换药，创面愈合后才能继续放疗，以免引起创面感染或延迟愈合。③保持充足的营养和水分，禁食辛辣及刺激性食物，忌烟酒。④换药时严格遵守无菌操作，分泌物较少则无须彻底清创及把创面上的血竭粉完全洗去，以保护新鲜肉芽组织。

（3）京万红烫伤膏

外涂患处，每天4~6次。

第十六节　头颈部放疗后遗症

一、头颈部软组织纤维化

鼻咽癌病人放疗后多见纤维化改变，放疗后1~2年颈肌、咀嚼肌纤维化，致颈部、颊部变硬，软腭、会厌硬化，颈部活动受限，偶有吞咽呛咳，不自主的阵发性颈肌、咬肌痉挛抽搐。预防措施主要靠掌握适当放射剂量，及时缩小照射野，避免相邻照射野重叠。一旦发生则治疗效果不佳。

二、张口困难

多出现于鼻咽癌侵犯颈突前后区、颞下窝、翼肌，放疗中只给耳前野照射（尤其是^{60}Co照射），放疗后曾反复出现面颈部蜂窝织炎，或者是局部复发再程照射者。表现为张口时颞颌关节处发紧、疼痛，张口门齿距离日渐缩小，甚至牙关紧闭，进食极度困难。故放射时尽量多野照射，避免高剂量区集中在颞颌关节和咬肌处，放疗中及放疗后嘱病人练习张口活动并积极治疗头面部蜂窝织炎。

三、放射性颌骨骨髓炎

常见于过去单纯用常规X线全程照射或多程照射均包括到颌骨者，或者放疗前未能恰当处理口腔牙病，致放疗后龋齿、齿槽炎症，表现为颌骨部位红肿热痛、压痛明显，X线摄片见骨髓炎改变，甚至见死骨形成。应积极抗炎及应用高压氧治疗，在保守治疗无效或已有死骨形成时，可在抗炎及数程高压氧治疗后外科手术。一旦形成瘘管，长期流脓不止，最后多死于脓毒血症或全身衰竭。所以，放疗前口腔疾患的处理很重要，预防重于治疗。

第十七节 骨髓放射性损伤

一、机理

放疗中最常见的不良反应为骨髓抑制，照射剂量达 $10 \sim 20Gy$ 时骨髓功能即可受到明显抑制，表现为外周血白细胞及中性粒细胞减少，严重程度取决于放射剂量的大小、照射范围和部位、照射时间等。因成人主要靠盆骨骨髓造血，盆腔照射对骨髓造血影响较大，骨髓抑制发生率较高。其病理机制为正常情况下骨髓内细胞的增殖成熟和释放与外周血液中粒细胞的衰老、死亡、破坏和排出呈相对平衡状态，放疗在其治疗过程中破坏了这种平衡，即出现白细胞减少甚至全血细胞减少。

骨髓是人体内主要造血器官，包括造血细胞和造血微环境两大部分。

造血细胞由造血干细胞、造血祖细胞及各系前体细胞等组成。造血干细胞（hematopoietic stem cells，HSCs）是骨髓中从卵黄囊全能间叶细胞分化来的最原始的造血细胞，具有高度自我更新和自我复制能力，并进一步分化为各系造血祖细胞（hematopoietic progenitor cells，HPCs）。HSCs保护造血系统免于各种不同危机下的耗竭，对各种细胞毒性药物和放射线较HPCs有更强的抵抗能力。HPCs则有着有限的自我更新能力，其增生和分化满足正常造血及各种造血危机如失血、溶血或感染时血细胞的需求。化放疗导致HPCs耗竭时，急性骨髓抑制便发生，此时，HSCs自我更新增殖分化为HPCs进而维持造血稳态。当选择性作用于HSCs的毒性化疗药物或高剂量放疗使HSCs的自我更新能力受损时，潜在骨髓损伤便发生。

造血微环境（hematopoietic microenvironment，HM），由骨髓基质细胞、微血管、神经和基质细胞分泌的细胞因子构成，是造血干细胞赖以生存的场所，也是调控造血的中心环节。造血细胞的增殖分化及成熟受众多细胞因子的调节，包括干细胞因子（stemcell factor，SCF）、促红细胞生成素（erythropoietin，EPO）、粒细胞集落刺激因子（granulocytecolonystimulating factor，G-CSF）及白细胞介素-1（interleukin-1，IL-1）、白细胞介素-

6（interleukin－6，IL－6）等刺激各种祖细胞增殖的正性调控因子及干扰素－γ（interferon－γ，IFN－γ）、肿瘤坏死因子－α（tumor necrosis factor－α，TNF－α）、巨噬细胞炎性蛋白－1α（macrophageinflammatory protein－1α，MIP－1α）等起抑制作用的负性调控因子，两者互相制约，维持体内造血功能的恒定。

造血系统受照射后引起急性反应的靶细胞是各种前体细胞，而不是与长期修复有关的靶细胞——干细胞。造血系统受照射后，干细胞减少，使其对扩增部分的前体细胞的供应减少，同时前体细胞本身也受到了照射的损伤。血小板、白细胞和红细胞三种前体细胞的再生长很快，它们的放射敏感性是一样的，只不过前两种细胞的生命期限很短，故常常表现为外周血的白细胞和血小板下降。红细胞寿命较长，故贫血出现较慢。

二、预防及治疗

当白细胞数量低于 $3.0 \times 10^9/L$，血小板低于 $80 \times 10^9/L$ 时，要考虑暂停放疗。放疗中要注意病人的营养，对已有血细胞下降者可用中西药物治疗，必要时用肾上腺皮质激素或输全血等。利可君又名利血生，服用后在十二指肠碱性条件下与蛋白结合形成可溶性物质易被肠吸收，具有增加骨髓造血系统功能的作用，对预防白细胞、血小板的减少具有较好疗效。也可使用吉粒芬等生物制剂。白细胞过低者应谨防感染。

血小板生成素（rh TPO）是一种新发现的造血生长因子，它参与调节巨核细胞的增殖、分化、成熟并分裂形成有功能的血小板。重组人白细胞介素－11（rh IL－11）是近年来治疗化疗后血小板减少的常用药物，能增加外周血小板数目并保持其功能，缩短血小板减少的持续时间，加速血小板恢复至正常水平，用于恶性肿瘤化疗后Ⅲ、Ⅳ度血小板减少的治疗。

三、中医防治

中医认为，机体气血的盛衰与脏腑的功能强弱有着密切的关系。脾为"后天之本"，为人体的气血生化之源，脾胃虚弱或后天失养或受损则气血生化乏源。肾为"先天之本"，主骨生髓，肾虚精亏则髓海不充。肝"藏血"，肝失调养则肝不藏血，均可引起气血不荣，出现血象下降或贫血。

中医认为，在补气养血的同时，应兼顾补益肝、脾、肾三脏。而放射治疗中因热毒过盛，可引起病人在诸脏虚损的同时常伴有热象，此时补气养血则宜凉补气血；也有部分病人体弱偏虚寒，则宜温补气血。

1. 辨证论治

（1）补气养血

1）凉补气血：生黄芪 20～60g，沙参 12～30g，西洋参 3～6g（另煎），生地 15～20g，丹参 15～30g。水煎服。

2）温补气血：潞党参 15～30g，太子参 15～30g，红人参 6g，白人参 6g，全当归 15～30g，熟地 9～15g，阿胶 9g（烊化），黄精 15～30g，紫河车 6～15g，鸡血藤 15～30g，何首乌 15～30g。可根据病情选用上述药物中的几味。

此外还可选用下列中成药：中汇川黄液（10～20 mL，每天 2～3次）、八珍冲剂（1～2 小袋，每天 2～3 次冲服）、益气维血颗粒（1～2 小袋，每天 2～3 次，该冲剂还可治疗缺铁性贫血）、爱福宁（20mL，每天 2～3 次）等。

（2）健脾和胃

饮食不香，脾胃虚寒，喜热饮者，可用香砂六君子汤加减，药用党参、焦白术、茯苓、甘草、陈皮、半夏、广木香、砂仁等。

出现胃脘胀满、胸胁窜痛等属肝胃不和者，则选用当归、白芍、白术、甘草、炒柴胡等。

出现恶心呕吐、泛酸水、烧心者，可选用炒陈皮、清半夏、淡竹茹、茯苓、黄连、麦冬、丁香、柿蒂、红枣等。

此外，还可选用下列中成药：加味保和丸（6g，每天2～3次）、山楂丸（1丸，每天2～3次）、平胃散（6g，每天2～3次），均有健胃消食的功效。

（3）滋补肝肾

机体虚弱，周身疲乏，腰膝酸软，精神不振，心悸，气短，白细胞及血小板减少者，可用一贯煎合六味地黄丸加减。还可选用枸杞子9～15g，女贞子15g，山萸肉9～15g，补骨脂15～30g，菟丝子9～15g，杜仲9～15g，旱莲草9～15g，水煎服。

可提升白细胞和血小板的中药有太子参、人参、党参、西洋参、黄芪、熟地、全当归、鸡血藤、紫河车、阿胶、鹿角胶、枸杞子、肉苁蓉、五灵脂、灵芝、穿山甲、牛膝、蟾酥、水牛角、补骨脂、石韦等。升提红细胞的中药有太子参、人参、黄芪、白术、全当归、鹿茸、三七粉、紫河车、鸡血藤、阿胶、熟地、白术、茯苓、枸杞子、补骨脂、龙眼肉、锁阳、巴戟天等。

2. 中成药

生血丸：补肾健脾，填精养血。口服，每次1袋，每日3次。

八珍颗粒：补气益血。口服，每次1袋，每日2次。

益气维血颗粒：补血益气。口服，每次1袋，每日2次。

复方阿胶浆：补气养血。口服，每次20mL（1支），每日3次。

地榆升白片：口服，2～4片，每日3次。

健脾益肾颗粒：口服，每次10g，每日2次。

金薯叶止血合剂：口服，一次5～10mL，每日2～3次。

3. 民间常用验方

1）阿胶60g，龟甲胶60g，黄酒120g，共置一容器内隔水蒸化制成膏，每次1匙，每天2次。

2）黑木耳15g，红枣30g，水煎服，每天1剂。

3）鹿茸针：每次2mL，肌肉注射，每天1次。

4）蟾酥末：每次0.015~0.03g，口服，每天1次。

5）鼹鼠粉：每次3~6g，口服，每天2次。

6）灵芝糖浆：每次10~20mL，口服，每天2~3次。

7）黑木耳炒鸡蛋：黑木耳5g（泡发），鸡蛋2个，共炒食之。

8）三七鸡：老母鸡1只（约2斤重），切块，三七9~15g，清蒸或清炖后加少许食盐调味，食肉饮汤。

第十八节　睾丸、卵巢放射性损伤

一、机理

睾丸对放射的反应取决于组织的动力学。人类精细胞的产生过程是从精原干细胞的分裂开始的，六十多天后精囊内才出现许多精子，照射睾丸后选择性地使早期精原细胞耗尽，而对成熟的精子没有什么作用。因此照射后几周内精子可保持正常，在一段时间后才明显下降。这"一段时间"是正常状态下精原细胞的后代由细胞状态发育成精子达到精囊的时间。精原细胞对放射线敏感，睾丸照射1.06Gy就有可能发生不育，照射30Gy后几个月才能开始再产生精子。因此，放射时应尽量保护睾丸。

卵巢照射1.5~2Gy，月经即可受抑制，2~3Gy就有可能发生不孕；30Gy左右可使卵巢功能完全停止。因此，对年轻、需生育的女病人应尽可能注意保护卵巢。

二、中医防治

中医以补肾益精为主。方药：枸杞子15g，菟丝子10g，覆盆子10g，车前子10g（包），五味子6g，生地20g，川楝子10g。水煎服。

第十九节　甲状腺放射性损伤

甲状腺是人体最大的内分泌器官，在机体的生长、发育和能量代谢方面均有重要的作用。由于鼻咽癌放疗的范围通常会包括甲状腺和部分垂体，因而鼻咽癌患者出现放疗后甲减并不少见，文献的报道在6%～48%，大部分在20%～30%。放射治疗引起甲减的具体机制目前仍不甚清楚，可能的机制包括射线对甲状腺细胞的直接损伤、射线对甲状腺血管的损伤、免疫介导的甲状腺损伤以及垂体损伤间接引起的甲状腺功能减退等。甲状腺受照射后引起功能损伤的阈值仍不明确，有可能与放射线的种类、剂量以及患者的年龄、身体状况、受照面积等诸多因素有关。

第三章　分子靶向药物的皮肤不良反应

化疗药物以及其他药物的发展日新月异，一些新药的不良反应日渐暴露，特别是分子靶向药物在取得临床疗效的同时，也出现了许多不同于细胞毒性化疗药物的不良作用，例如靶向治疗药物易瑞莎等表皮生长因子受体抑制剂的皮肤毒性引人注目。

一、皮肤不良反应产生机理

EGFR 在表皮角化细胞、毛囊滤泡、上皮脂肪层、外分泌腺体、树突状抗原呈递细胞中均有表达，特别在增殖的未分化角质细胞中表达尤为丰富。表皮的基底层、基底部上层和毛囊的外根鞘部是未分化角质细胞较为集中的区域，这些部位是 EGFRI 作用的潜在靶点，也是皮疹发生的解剖基础。EGFRI 导致痤疮样皮疹的病理机理尚未完全明确，一般认为主要是影响了皮肤滤泡和间质细胞 EGF 信号通路。

在表皮层，EGF 具有重要的作用，能刺激表皮细胞生长、抑制分化、抵抗由紫外线引起的皮肤损伤、抑制炎症和加速创伤愈合。角质细胞是 EGFRI 介导皮肤毒性的作用靶点，实验研究表明 EGFRI 对皮肤黑色素细胞和成纤维细胞均无作用，EGFRI 作用于增殖的未分化角质细胞，抑制终末分化标记如 KRT1、KRT10 的表达。

药物对该信号通路的抑制改变了角质细胞增殖、分化、迁移和黏附的能力。皮肤角化细胞主要表达 EGFR，而 HER 家族的其他受体表达较少或不表达；EGFR 主要参与皮肤角化增殖，而 HER-2 主要在分化过程，所以痤疮样皮疹的发生一般仅见于 EGFR。

对患者皮肤组织的活检发现，EGFRI 相关性皮疹表现在真皮上层（尤其在滤泡附近）、卵泡破裂层和上皮棘层松解层，呈现一种混合性炎性反应。免疫组化研究显示，在 EGFRI 治疗中，表皮一些关键标记物，包括磷酸化的 EGFR 和促分裂原活化蛋白激酶（MAPK）的表达发生了改变。在正常的皮肤，磷酸化的 EGFR 表达于基底层和基底部上层，MAPK 表达于基底层。EGFRI 则阻止了表皮细胞层 EGFR 的磷酸化，同时减少了 MAPK 的表达。EGFRI 通过增加在基底层的细胞周期依赖性激酶抑制剂 P27、角蛋白-1、信号转换和转录激活因子-3 的表达，引起基底角质细胞生长停滞和过早成熟分化，同时伴有中性粒细胞的释放。中性粒细胞释放的某些酶导致角质细胞凋亡，凋亡的细胞积聚在真皮下导致皮肤进一步的损伤，最终形成触痛、丘疹脓疱和甲沟炎。在活检的皮肤组织标本中还发现，凋亡的细胞为细菌的过度繁殖提供了条件，从而加重了炎性反应。

另外，实验研究还发现，EGFR 基因第一内含子的 CA 重复序列具有多态性，CA 重复序列结构的缩短往往与 EGFR 基因高表达呈相关性，而皮疹的发生率在短 CA 结构者较长 CA 结构者明显高（61% vs 17%）。这一现象在皮疹的皮肤活检病理中得到证实。

二、产生皮肤不良反应的药物

1. 吉非替尼

吉非替尼为小分子 EGFRIs 类药物，属酪氨酸激酶抑制剂。

2003 年被美国 FDA 批准用于非小细胞肺癌（NSCLC）的三线用药。数项临床试验已证实，吉非替尼对于亚裔、非吸烟并伴有 EGFR 基因突变的女性非小细胞肺癌患者疗效突出。该药物皮肤不良反应的发生率为每天 250mg 组 44%，每天 500mg 组 61%。

2. 厄洛替尼

厄洛替尼也是小分子 EGFRIs 类药物，目前已被美国 FDA 批准用于非小细胞肺癌、胰腺癌的治疗。其皮疹发生率为 75%，其中 3~4 级毒性占 4.8%。

3. 埃克替尼

埃克替尼是我国自主研发的第一个小分子靶向治疗的抗癌新药，在关于埃克替尼的一项随机、双盲、双模拟、阳性药物平行对照的头对头的Ⅲ期临床研究（ICOGEN 研究）证实，埃克替尼组的中位无疾病进展期为 137 天，吉非替尼组 102 天；中位疾病进展时间，埃克替尼组 154 天，吉非替尼组为 109 天，二者无统计学差异；而埃克替尼组的不良反应发生率为 60.5%，吉非替尼为 70.4%，皮疹发生率两组分别为 40.0% 和 49.2%，腹泻发生率分别是 18.5% 和 27.6%，埃克替尼显示出更好的临床耐受性。

4. 西妥昔单抗

为单克隆抗体类 EGFRIs，目前应用于结直肠癌、头颈部癌及肺癌等肿瘤的治疗，常配合化疗应用。应用前应检测患者的 K-ras 基因状态，适用于 K-ras 基因呈野生型的患者。其皮肤不良反应发生率为 90%，其中 3~4 级毒性占 4.8%。现有研究结果证实，西妥昔单抗等单克隆抗体类 EGFRIs 导致的皮疹要明显重于 EGFR-TKI 类。

5. 帕尼单抗

帕尼单抗是第一个完全的人源化单克隆抗体，2005 年获得了美国 FDA 批准，用于治疗化疗失败的转移性结直肠癌患者。该药的完全人源化特点决定了其临床应用的方便性，不用任何预处理即可应用，且很少发生输液相关性不良反应。

6. 尼妥珠单抗

尼妥珠单抗是我国第一个用于恶性肿瘤治疗的功能性单克隆抗体类药物，2008 年获准上市。该药也是全球第一个针对 EGFR 靶点的 EGFIs 类单抗，人源化程度高达 95%，极大提高了其用药的安全性。尼妥珠单抗具有高度选择性，仅作用于肿瘤组织，对正常组织几乎不产生任何影响，故极少引起痤疮样皮疹等不良反应。目前该药已在全球二百多个国家开展多项临床试验，验证其在鼻咽癌、肺癌、食管癌、儿童胶质瘤、头颈部鳞癌等多种实体肿瘤中的治疗作用。

7. 索拉非尼

索拉非尼为多靶点的抗肿瘤药物，2005 年 12 月美国 FDA 批准其作为晚期肾癌的一线治疗药物上市。该药能抑制 RAF-1、B-RAF 的丝氨酸/苏氨酸激酶活性，以及 VGFR-2、VEGF-3、PDGF-β、KIT、FLT-3 等多种受体的酪氨酸激酶活性，以上特点决定其具有双重的抗肿瘤作用，既可通过阻断由 RAF/MEK/ERK 介导的细胞信号传导通路而直接抑制肿瘤细胞的增殖，又可通过作用于 VEGFR，抑制肿瘤新生血管的形成，从而抑制肿瘤细胞的生长。而 RAF/MEK/ERK 介导的细胞信号转导通路为 EGR/EGFR 通路的途径之一，故该药也具有类似 EGFFRI 的作用。目前，索拉非尼已广泛应用于肝细胞癌、肾透明细胞癌、黑色素瘤等多种实体瘤的治疗。皮疹、手足皮肤反应等副作用最为常见。

8. 舒尼替尼

舒尼替尼也是多靶点的抗肿瘤药物，目前应用于晚期肾癌、肝细胞癌、非小细胞肺癌及胃肠间质瘤的治疗，其不良反应与索拉非尼相似。

三、皮肤不良反应的治疗

1. 分级

（1）EGFRIs 相关皮肤不良反应分级

皮肤不良反应的分级在治疗中极为重要，应在皮损早期积极治疗。美国国家癌症研究所关于药物不良反应［the National Cancer Institute Common Toxicity Criteriafor Adverse Events（NCI - CTCAE），version 4.0］的分级是目前最为常用的，根据 NCI - CTCAE（version 4.0），EGFRIs 相关性皮肤不良反应分级见表22。虽然据此可以很迅速地判断患者的分级，但由于此分级系统是基于患者全身病变情况而制定，与 EGFRIs 导致的皮疹主要位于头面部、胸背部有所区别，所以针对性不强。

表 23　EGFRIs 相关皮肤不良反应分级（NCI - CTCAE version 4.0）

不良事件	1 级	2 级	3 级	4 级	5 级
皮肤干燥	无症状	有症状但不影响日常生活	影响日常生活	-	-
指甲改变	脱色、褶皱、点蚀	指甲部分或完全掉落，甲床疼痛	影响日常生活	-	-
瘙痒	轻度或局部	严重或广泛	严重或广泛，影响日常生活	-	-
皮疹/脱屑	无伴随症状的斑、丘疹或红斑	有瘙痒伴随症状的斑丘疹或红斑，局部脱屑或其他损害的面积＜50%体表面积	严重而广泛的红皮病或斑丘疹或疱疹；脱屑面积＞50%体表面积	广泛表皮剥脱、溃疡性或大疱性皮炎	死亡
痤疮/痤疮样皮疹	无须干预	需干预	伴有疼痛、瘢痕性毁容、溃疡或脱屑	-	死亡
皮肤病学/皮肤	轻度	中度	重度	危及生命、致残	死亡

（2）WoMoScore

这个分级方法是针对 EGFRIs 导致的痤疮样皮疹的长期评估方法。基于患者躯体受累情况、面部受累情况，以及红斑、脓疱、丘疹、皮肤脱屑等的临床评分而最终判定，分值 0～100 之间。轻度不良反应者评分在 0～20 分，中度不良反应者评分在 20～40分，超过40分者为重度不良反应发生。但是，这种分级方式仍不具有 EGFRIs 相关皮疹的针对性，故目前临床应用也较少。

表 24　WoMoScore

A：躯干受累情况	根据躯干部9分法，皮损范围在0～100%之间
B：面部受累情况	面部皮损范围0～100%之间
C：皮损评分	皮肤红斑的严重程度（0～3）
	皮肤红斑的范围（0～3）
	丘疹形成情况（0～3）
	脓疱形成情况（0～3）
	皮肤脱屑情况（0～3）

最终的 WoMoScore = 1/4A + 1/4B + 10/3C。

（3）Parmar 等建立的针对 EGFRIs 的分级系统

基于以上两种方法无法针对性地反映出 EGFRIs 相关皮疹的特点，无法指导临床医师采用有效的治疗方法，Parmar 等建立了另一种分级系统，能够很好地帮助临床医师认识 EGFRIs 相关性皮疹并有针对性地采取治疗方法。

表 25　Parmar 等改良的 EGFRIs 相关性皮疹分级

分级		皮疹情况
1 级		仅表现为斑疹或丘疹或红斑，而不伴随其他症状
2 级	2A 级	在 1 级的基础上合并可忍受的瘙痒，或其他可忍受的症状
	2B 级	在 1 级的基础上合并影响日常生活的瘙痒，或其他可影响日常生活的症状

分级	皮疹情况
3 级	严重、广泛的皮肤变红、斑疹形成或小疱疹形成
4 级	全身性脱屑、溃疡或大疱形成

根据这个分级系统，临床医师可以很清楚地判定 EGFRIs 皮疹的分级情况，可更好地指导临床治疗。

2. 西医治疗

（1）抗生素类

口服或局部应用抗生素可明显抑制或减轻皮疹相关性感染，并可在一定程度上减轻皮疹的严重程度。

1）四环素：四环素具有广谱抗微生物作用，为快速抑菌剂。因其可以导致皮脂中游离脂肪酸浓度下降，且可以抑制痤疮丙酸杆菌和中性粒细胞的趋化作用，故目前在临床用于痤疮的治疗已有五十余年的历史。基于以上认识，MASCC 皮肤毒性研究组最近制定的治疗 EGFRIs 相关性皮疹的指南已经将四环素类抗生素作为可供参考的证据。

Jatoi A 等设计了一个随机、双盲、安慰剂对照的临床试验，以验证四环素在预防 EGFRIs 相关性皮疹的具体作用。该试验共入组 65 名患者，随机分为四环素组（口服 500mg，每日 2 次）及安慰剂组，观察患者皮疹发生情况、严重程度及生活质量，共观察 8 周，结果显示：两组患者在皮疹发生情况及严重程度两个观察指标上均没有明显差异，但四环素组患者生活质量高于安慰剂组，提示四环素可提高对于 EGFRIs 的耐受性。

Bachet JB 等通过对目前国际已经进行的应用四环素治疗 EGFRIs 皮疹的临床试验分析后指出：四环素可以降低 EGFRIs 皮疹的严重程度，但是无法抑制皮疹的发生。

2）米诺环素：米诺环素为半合成的四环素类广谱抗生素，

其抗菌活性在四环素类药物中最强，目前已广泛用于毛囊炎、脓皮症、皮脂囊肿粉瘤、甲沟炎等的治疗。因其具有极易穿透皮肤的特性，故特别适用于痤疮的治疗。

A. Scope 等设计随机、双盲、安慰剂对照的临床试验，验证米诺环素在西妥昔单抗所致皮疹的治疗中的作用。共入组 48 名患者，随机分为口服米诺环素组和安慰剂对照组。两组患者在口服药物的同时，均合并他扎罗汀外用。以面部皮损的数量为观察指标，结果显示，在治疗 1 个月时，米诺环素组的患者面部皮损数量明显少于安慰剂对照组（20% vs 50%，$P = 0.05$）。

Segaert S 等发现，局部外用甲硝唑联合口服米诺环素（100mg，每日 1 次）可使大部分 EGFRIs 相关性皮疹得到较好的控制。

3）多西环素：多西环素也是半合成的四环素类抗生素，因其没有明显的肾毒性，故目前已取代四环素作为各种适应证的首选药物。该药也可用于中、重度痤疮的辅助治疗。

Rallis E 等报道 2 例因口服厄洛替尼导致严重的头皮毛囊周围炎的患者，经口服多西环素治疗后，均在 2～3 周内完全缓解。

FernándezGuarino M 等报道了 6 例出现 EGFRIs 相关性皮疹的患者，给予多西环素（100mg，每日 1 次，持续 3 周）口服，其中 5 例患者获得了皮疹的完全缓解，1 例部分缓解。长时间随访观察此 6 例患者发现，尽管仍应用 EGFRIs 类药物，皮疹却无一例复发。

（2）糖皮质激素类

1）氢化可的松：氢化可的松为天然的短效糖皮质激素，具有强大的抗炎作用，其外用制剂可用于皮肤科多种疾病包括痤疮的治疗。

T. J. Lynch Jr. 等 2007 年发表在 Oncologist 的文章中建议，中

重度的 EGFRIs 相关性皮疹给予 2.5% 的氢化可的松乳膏外用，并联合口服多西环素或米诺环素。

2）泼尼卡酯：为合成的糖皮质激素类外用甾体抗炎药，有明显的抗炎、抗过敏等作用，可用于多种炎症性皮肤病。

Katzer K 等采用局部外用那氟沙星乳膏（每日 2 次）＋泼尼卡酯乳膏（每日 1 次）治疗 29 例西妥昔单抗引起的皮疹患者，随访观察 6 周，结果显示大部分患者在皮疹的严重程度上明显减轻。

3）糠酸莫米松：糠酸莫米松为合成的中强效局部用糖皮质激素，其发挥局部抗炎作用的剂量不会引起全身作用，可用于脂溢性皮炎、湿疹等皮肤疾病的治疗。

2007 年 3 月至 2009 年 10 月，Peter Arnegerber 等对 49 名患者进行了观察，均为应用西妥昔单抗或厄洛替尼后出现皮疹者，患者的皮疹程度依据 WoMoScore 评分系统进行评估，将患者分为 3 组，其中 21 名患者给予糠酸莫米松乳膏外用（每日 2 次），观察 21 天后，其平均 WoMoScore 评分由 45.9 降至 27.0，P 为 0.00009，具有统计学差异。此研究提示糠酸莫米松可明显减轻 EGFRIs 皮疹的严重程度。

（3）维生素类

主要为维生素 K 及其衍生物。考虑其主要原因可能与维生素 K 在 EGFR 信号转导通路中的作用有关。

1）甲萘醌：为人工合成的维生素 K_3。PerezSoler R 等通过免疫荧光法、Western – blottingELISA 等方法，以 HaCat 人皮肤角质细胞和 A431 人鳞癌细胞为研究对象，发现甲萘醌可以激活 EGFR 并阻止西妥昔单抗和厄洛替尼导致的 EGFR 去磷酸化，从而保护皮肤角质细胞免受 EGFRIs 的影响，减少皮疹的发生率。

Tomková H 等观察 20 名结直肠癌和头颈部癌的患者，在开始西妥昔单抗或帕尼单抗治疗前1天，即给予甲萘醌乳膏局部外用（7名患者给予浓度为0.05%，13名给予0.1%），在单抗相关性毛囊炎的发展过程中持续应用，结果发现，20名患者均仅表现为轻度皮疹，其中15名患者出现Ⅰ度的痤疮样皮疹，5名患者出现Ⅱ度皮疹，且患者对于外用甲萘醌乳膏的耐受性良好，并没有观察到患者有凝血功能障碍的表现。说明局部外用甲萘醌乳膏进行预处理可减轻 EGFRIs 相关性皮疹的严重程度。

Li T 等在应用 EGFRIs 类药物厄洛替尼或西妥昔单抗的大鼠皮肤中检测到，局部外用甲萘醌可防止 EGFRIs 导致的 EGFR 下游信号转导阻断，为甲萘醌治疗 EGFRIs 相关性皮疹提供了依据。

2）维生素 K_1：Ocvirk J 等设计的有30例患者入组的非随机临床试验证实，外用含尿素和0.1%维生素 K_1 的乳膏可明显减轻 EGFRIs 相关性皮疹的严重程度。

（4）维 A 酸类

异维 A 酸是治疗寻常型痤疮较为常用的药物，对于中重度痤疮效果良好。Requena C 等应用异维 A 酸口服治疗3例严重的 EGFRIs 相关性皮疹患者，均取得了完全缓解，提示异维 A 酸可能在 EGFRIs 治疗领域发挥作用，但仍需大规模的临床样本进行进一步验证其疗效。

2007年3月至2009年10月，Peter Arnegerber 等观察49名患者，均为应用西妥昔单抗或厄洛替尼后出现皮疹者，患者的皮疹程度依据 WoMoScore 评分系统进行评估，将患者分为3组，有5例 WoMoScore 评分 >50 分的患者同时给予1%的那氟沙星乳膏 + 0.25%泼尼卡酯乳膏 + 异维 A 酸（口服10~20mg/d）治疗，3周后重新评估患者皮疹程度，结果显示，患者的平均 WoMoScore 评分从59.2降至43.8，且 $P < 0.05$，说明异维 A 酸联合外用抗生素及糖皮质激素可用于 EGFRIs 相关性皮疹的治疗。

BidoliP 等以 31 例应用厄洛替尼治疗进展期 NSCLC 的皮疹患者为研究对象，其中 2~3 级皮疹患者为 20 例，分为两组，其中 7 例患者给予口服克林霉素（450mg/d，第 1~10 日；300mg/d，第 11~20 日）+口服异维 A 酸（20mg/d，第 11~20 日）治疗，其余 13 例不对皮疹进行干预，观察 20 天之后发现，进行干预的患者中有 6 例转为 0~1 级皮疹，无一例患者将厄洛替尼减量，而无任何干预措施的 13 例患者，厄洛替尼均减量应用以维持患者的生活质量。说明异维 A 酸联合克林霉素可减轻 EGFRIs 皮疹的程度。

PamelaVezzolil 等也报道了 1 例口服异维 A 酸治疗西妥昔单抗相关性皮疹获得完全缓解的患者，为异维 A 酸治疗提供了临床证据。

（5）重组人表皮生长因子

基于 EGFRIs 相关性痤疮主要由皮肤角质细胞及毛囊外毛根鞘的 EGFR 信号转导通路异常所致，Shin JU 等采用局部应用重组人表皮生长因子治疗 3 例患者，均取得良好疗效，提示局部应用重组人表皮生长因子可能恢复皮肤局部 EGFR 的信号转导通路，从而避免皮疹的发生。

四、EGFRIs 相关性皮肤瘙痒、皮肤干燥的治疗

目前的文献中尚未查到关于 EGFRIs 相关性皮肤瘙痒治疗的临床试验，关于 EGFRIs 相关性皮肤瘙痒的治疗多为个案报道，包括局部外用薄荷脑-普鲁卡因乳膏、曲安奈德软膏，口服抗组胺药、多塞平或加巴喷丁等。

对于 EGFRIs 类药物导致的皮肤干燥，建议患者局部应用具有保湿及软化作用的乳膏，同时避免使用含酒精及碱性的清洁用品。

五、甲沟炎和手足皮肤反应的处理

对于 EGFRI 相关皮肤毒性中对患者生活质量影响较小的不良反应如脱发、色素沉着、毛细胞血管扩张等一般可以不予处理，一旦停药，多能迅速减轻或消失。出现甲沟炎者，可以局部使用75% 的酒精湿敷，或局部涂抹抗生素类软膏，若症状无缓解，可予口服抗生素或请外科拔甲治疗。对于手足皮肤反应，应避免手和足的摩擦和受压，避免激烈的运动和体力劳动；适当保持手足皮肤湿润，每天 2 次将双手和双足用温水浸泡 10 分钟后拭干，再涂上凡士林等保湿护肤霜；可以口服维生素 B_6 和西乐葆；如果出现水疱要请医护人员处理，出现脱皮时不要用手撕，可以用消毒的剪刀剪去掀起的部分。

六、一般性处理和生活护理

在 EGFRI 治疗前应对患者进行宣教，使患者对可能发生的皮肤不良反应有所认识，了解皮疹的发生与获益可能有关，建立与疾病抗争的勇气，调整情绪，生活有规律，教育患者应避免用手挤压粉刺、丘疹。

在平时的饮食习惯中，避免进食香、甜、辣及油腻的食物，避免饮酒，多饮水，多吃新鲜蔬菜与水果，保持大便通畅。

生活护理上，推荐每日以温水、硫黄皂洗脸 2 次，以溶解、减少皮脂分泌，清除皮肤过多油脂，去除毛孔堵塞物，使皮脂外流通畅；洗后不宜擦油膏，防止毛孔堵塞；使用去头屑的洗发水；穿着较为宽松的衣物和软底鞋；不推荐热水泡浴。化妆品应避免使用油脂类、粉质类化妆品，可选用溶液状含清凉物质的化妆品，避免长期使用激素类药品；可以适当注意湿润皮肤，推荐使用不含酒精的润滑油；尽可能减少光照，推荐使用防晒指数 15

以上的防晒用品，物理性防晒油优于化学性防晒油。由于痤疮样皮疹在病因学和发生机制上与寻常痤疮明显不同，治疗寻常痤疮的药物对痤疮样皮疹非但无效，还可能加重症状，因此不宜推荐使用治疗寻常痤疮的 OTC 药膏。

七、中医防治

EGFRIs 导致的痤疮样皮疹主要分布在皮脂腺丰富的头面部、颈部、前胸及后背等处，中位发生时间为服药后 1~2 周，在服药 3~4 周时达到高峰。EGFR – TKI 类药物导致的痤疮样皮疹与寻常型痤疮相似，可以借鉴对痤疮的认识。

中医学认为，痤疮的发生与风、湿、热三邪密切相关，如《医宗金鉴·肺风粉刺》云："此症由肺经血热而成。每发于面鼻，起碎疙瘩，形如黍屑，色赤肿痛，破出白粉汁，日久皆成白屑。"EGFR – TKI 类药物导致的痤疮样皮疹与常见的痤疮又有不同，伴有明显的瘙痒，具有"风邪"的特点，结合中医理论，初期符合风热证、中期符合湿热证、后期符合阴虚燥热证。所以我们认为 EGFR – TKI 类药物导致的痤疮样皮疹为风邪、热邪致病，风邪持续时间较短，患者的瘙痒症状初期明显，逐渐缓解，热邪持续时间较长，以至于伤阴，以至燥证出现，患者周身皮肤干燥。《素问·阴阳应象大论》曰"燥胜则干"，阴虚血燥为皮肤干燥的主要病机。

从中医证型分析，患者服用 EGFR – TKI 后，其临床表现出现非常有规律的变化，无论患者原来的证型如何，都会表现出典型的 EGFR – TKI 证型。初期：以针头至粟米大小淡红色丘疹为主，分布于颜面、鼻唇、颈项、胸背周围，此起彼伏，瘙痒明显，微触痛，自觉干燥，皮色红或不变，面色潮红，口干不明显，舌红苔薄黄。中期：以脓疱性痤疮样皮疹为主，或见于局部，或见于全身，皮疹色红，触痛、瘙痒明显，或抓之易破，糜烂渗液，皮红，口臭，溲黄便秘，舌红，苔黄腻。后期：皮疹稀疏，皮肤干燥，有紧绷感，瘙痒，脱屑，皮色淡红，伴疲乏，口干眼干，大便干，或牙龈肿痛，舌质红，苔少或光剥无苔。

治疗上多采用清热、利湿、祛风为主，辅以养血滋阴。初期以风热证多见，以疏风清热为主；中期则多表现为湿热证，以清热利湿为主；晚期常演变成阴虚燥热证，治疗上多采用滋阴清热、养血润肤之法。

清·徐灵胎说："若病有定所，在皮肤、筋骨之间，可按而得者，用膏药贴之，闭塞其气，使药物从毛孔入里，通达经络，或提而出之，或攻而散之，较服药尤有力。"故临床治疗多采用中医外治法。

（1）止痒平肤液（中日友好医院方）

适应证：EGFR-TKI治疗相关的中、重度皮肤不良反应，包括痤疮或脓疱样丘疹，皮肤瘙痒，皮肤干燥等。

药物组成：黄芩、苦参、白鲜皮等。

使用方法：颜面部给予止痒平肤液制成的面膜外敷，其他部位则将止痒平肤液直接外涂于皮疹部位，每次30分钟，每日2~3次，完成后用清水洗净。如果皮疹广泛，可以用止痒平肤液加入洗澡水中，睡前泡洗30分钟。

注意事项：避免用搔抓、摩擦或热水烫洗等方式止痒，禁止用手挤压皮疹，防止感染及炎症扩散，以免愈后遗留凹陷性疤痕。

（2）皮肤外洗方

适应证：EGFR-TKI治疗相关的脓疱样皮疹。

药物组成：银花藤30g，野菊花15g，地丁30g，蚤休30g，五倍子15g，地肤子15g，丹皮30g，赤芍30g。

使用方法：煎汤外洗，同时内服荆防四物汤加减。

八、日常护理注意事项

1. 皮疹不论轻重，忌用手挤压，防止增加感染的机会。

2. 注意个人卫生，头发、指甲要剪短，勤洗头、洗手，保持皮肤清洁。用温水洗脸，每天 2～3 次。油性皮肤用碱性大些的香皂。如果脓疱多、大或有囊肿损害，洗脸时不可太使劲，切记不要挤粉刺、脓疱。衣帽、枕巾、面盆、梳子都要保持清洁。

3. 纠正不良饮食习惯，避免烟酒刺激，忌暴饮暴食。少食油腻、辛辣、甜食和各种发物、易过敏食物，如鱼、蟹、羊肉等，多吃蔬菜、水果等含大量维生素的食物。临睡前可冲服一汤匙蜂蜜，防止便秘。

4. 保持乐观情绪，要确信只要坚持积极合理的治疗，就能治愈，要乐观、振作，有信心。

5. 保证每天充足的睡眠，以放松面部肌肉和给予皮肤自我修复的时间。